U0026007

做個骨氣十足的女人

骨質疏鬆全防治

葉金川◆策劃
董氏基金會◆編著

【發行人的話】
有尊嚴的老年生活

嚴道

在各種的場合，我常會被問到：「你為什麼總是這麼快樂？」我常說：「因為沒有不快樂的事情，所以我很快樂。」

可是自己常常也在想同樣的問題，不管我多麼地知足，多麼地感恩，這背後，真正影響我快不快樂的因素，仍然是健康。如果我的健康多一點，我的快樂就多一點；如果我的健康少一點，我的快樂就跟著少一點，家人的壓力跟著增加，自然也快樂不起來。

我已經82歲了，人到老年，多多少少會伴隨一些病痛，只是大病還是小病，這當中的差別可是很大，也關係我們的生活品質。

我曾在書中看到一位85歲的老太太，因為她的右邊膝蓋有毛病去看醫生，醫生檢查後說：「說真的，瓊斯太太，你還期望能怎麼樣？這個膝蓋畢竟用了85年了。」聽到醫生對老化的影響有這種先入為主的觀念，瓊斯太太一

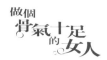

點也不為所動,她回答說:「我想不是這樣吧,詹森醫生。這個膝蓋雖然已經用了85年,但這並不是造成問題的原因,我的左膝蓋也用了85年,卻還是好好的。」

這段對話反映出,即使是醫生,仍然對於老化之後會對我們造成何等影響,有了先入為主的觀念,就像我們常聽到的一句話「老了,沒用了」。但是,事實真的是這樣嗎?這本書舉了更多老當益壯的例子,例如盧梭94高齡的時候還在積極地鼓吹世界和平。德蕾莎修女80歲(1990年),仍然和以前一樣積極地藉著她的慈善機構幫助窮人。畢卡索90歲時還是活躍地創作繪畫與版畫。

其實,我們期望過怎樣的老年生活,我們就有機會實踐這樣的期望,就像書中舉例的這群人,積極的生活方式,熱愛生命,愛惜生命,最重要的是,他們有能力自立自主,有尊嚴地活著。

年輕人常說,人生有夢,逐夢踏實。他們熱情洋溢,生命力十足,全力打拼。我在欣賞與鼓勵之餘,常常提醒他們「要注意身體,路才走得遠。」

公益和健康,是我畢生的職志。推動了18年的公益事業,我深刻地體會「人應該懂得感恩」,也深深得到內心的滿足;健康則是一切的基礎,是實現人生夢想的後盾,

更是內心快樂與滿足的催化劑。也許人生當中，有許多東西是可以犧牲，然而健康可是一點也不能妥協，這也是董氏基金會在公益事業上，特別著重關切的地方。

因此除了菸害防制、心理衛生及食品營養的議題，民國74年開始，基金會特別發行《大家健康》雜誌，定期提醒基金會會員要注意健康保養，一開始它只是會訊，後來轉變為季刊、雙月刊，一直到了民國86年，再次轉型為月刊，朝向專業性期刊發展，並且對外發行上市。這幾年來，由讀者的反映，我們深深感受到他們對健康的關心，不管是不是已經受到疾病的困擾，或是想要了解疾病，以作預防，都希望能夠獲得更多的資訊，也因此，大家健康雜誌編輯部開始策劃系列預防保健書籍，《做個骨氣十足的女人》是這個系列叢書的第二本，第一本書是去年底出版的《與糖尿病溝通》。

期待這本書的問世，帶給大家更多健康的相關知識，也提醒大家預防與保健的重要性，早日儲存健康的資本。（本文作者為董氏基金會董事長、大家健康雜誌發行人）

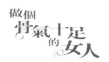

歐美社會老年人口的比例，這也意味著骨質疏鬆症的人口也將隨之增加。骨質疏鬆症的醫療支出相當龐大，美國官方與學者的統計數字顯示，每年與骨質疏鬆症相關的醫療費用高達140億美元；英國花費在與骨質疏鬆症的醫療與社會成本至少超過7億4千萬英鎊。台灣未來也將面對這項龐大的醫療支出問題。

會造成這麼大的問題，主要癥結在於骨質疏鬆的發生沒有立即的症狀，不似心血管疾病，或是惡性腫瘤，會有病痛，因而容易被忽略，通常要等到發生骨折時，才警覺已經是骨質疏鬆，後果已是非常嚴重。心血管疾病或是惡性腫瘤，早期預防可以延緩疾病的發生，但是提早預防骨質疏鬆，卻是可以做到完全不讓它發生，可以說是各項重大疾病之中，預防效益最高的一項。

董氏基金會18年來，一直從事菸害防制、心理衛生、食品營養的教育宣導，其出版的大家健康雜誌，也以衛生教育為出發點，對於健康促進有很大的貢獻，受到各界的認同與支持。現在基金會同樣站在健康促進、預防的觀點，結合台灣醫界、營養學界、護理、體育等領域的學者專家，一起撰寫本書，讓更年期婦女了解自己的身體，當面對骨質疏鬆症的各項治療時，不再茫然無所適從，更積

極的意義，是提醒讀者提早做準備，以期待有活力、骨氣十足的老年生活。

　　本書大約7萬字，由「認識骨質疏鬆症」開始，進入「生活保健」，到「問與答」，內容涵括骨質疏鬆症的病理、病因，藥物治療，飲食營養，運動，以至居家安全問題探討，真正可以達到「骨質疏鬆全防治」以及貼心照顧家中長者的需求，是一本值得大家細心閱讀的書籍。本書中還特別提到傳統雌激素與新推出的SERMs（例如tamoxifene、raloxifene等）對停經及骨質疏鬆病人的療效，這些廣義性的雌激素替代療法（HRT），雖然目前認為其整體的益處遠大於害處，但對於每位病人使用前、使用後的整體評估與追蹤，是治療中不可或缺的。（本文作者為台大醫院婦產部主任）

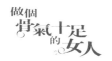

少，可能會面臨更年期症候群的困擾，還有各種慢性疾病的威脅，骨質疏鬆症是其中的一項。第二單元「認識骨質疏鬆症」之後，也就正式進入本書的主題，從女性各階段骨骼發展的狀況、骨質疏鬆危險群到藥物治療，都有深入的介紹。第三單元「生活保健」，是我最喜歡的單元，裡頭有飲食、藥膳、運動、居家安全環境介紹，還有健康操的示範，簡單易行，尤其不管在家或是辦公室，空閒時，隨時做幾個動作，對骨骼就有很大的幫助，非常實用。最後一個單元「問與答」，在我們想了解骨質疏鬆的某一個問題時，可以輕易翻閱找到，透過醫師扼要的解答，更容易認識骨質疏鬆症。相信本書完整的內容，足夠提供讀者預防保健骨骼的相關知識。

記得國外曾經有一位醫師被問到：「預防骨質疏鬆症應該從哪一天開始？」醫師回答：「從出生的第一天開始。」讓我印象非常深刻。我在年輕的時候，對於健康並不像現在這麼在意，也沒有保健預防的觀念，畢竟「還年輕嘛！」健康的資本還非常足夠，而今這位醫師的回答，輕易點出我們在健康防護上頭的投機與偷懶，也說明了預約健康永遠不嫌早！（本文作者為公共電視台「找回身體的愛」、飛碟電台「麗心異想世界」節目主持人）

【出版序】

購買健康，而不是購買醫療

葉 金 川

宏觀地看待醫療體系，公共衛生與預防保健都是不可或缺的一環，但也是最被忽略的一環。在我們的生活型態中，除非生病，一般對於健康促進，或是購買健康，體會不大，因此形成倚賴醫療恢復健康，而忽視日常保健與疾病的預防。

事實上，社會中約5%是重病者，15～20%是時而會生病的人，其餘有七成是完全健康的人，但是如何促使健康者維護健康，而不是依賴醫療這道最後防線，卻也是目前我們的教育相當缺乏的地方。

1974年，加拿大衛生部長MacLalonde提出，影響健康的原因包含基因、環境、生活習慣及醫療服務四大項。遺傳基因可經由產前篩檢以達到優生保健的功能，但真正能改變健康的情況卻不多；改善空氣、水、輻射線、廢棄物及污染等危害健康的環境因子，則是需要大眾共同作到保護自然生態的工作；生活習慣可以經由行為改變而促進健

做個骨氣十足的女人

目錄

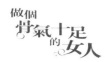

疾病，因為感受得到病、痛，所以大家比較注意防範，但是骨質疏鬆的發生是默默進行的，可以說是「沒有症狀」，總是等到骨折後，才知道自己已經罹患骨質疏鬆症，再難挽回骨質，不僅身體承受骨折後的病痛，因骨折跛行，也影響生活品質，更進一步，可能失去生活的尊嚴，甭談龐大醫療的社會成本支出。

如果能夠靜下心來，好好認識骨質疏鬆症，輕易地可以發現，它是一項容易預防的疾病，只要稍稍調整生活習慣即可。你可以依著順序閱讀，也可以任意從其中一個單元切入，同樣可以引發你對於認識骨質疏鬆症的興趣。這本書的書名叫《做個骨氣十足的女人》，但是它同樣適合男人閱讀，除開女性停經後，受到雌激素快速遞減的影響，致使骨質快速流失，男性與女性的骨骼成長歷經相同的旅程，飲食與運動的保健原則沒有不同，所以這是一本特別關心女性，但是不限於女性閱讀的書籍。

認真、美麗、青春不老，多數女性有如此潛在的盼望，除此之外，加把勁維持骨骼的健康，可以避開彎腰駝背、嚴重「老到縮」、骨折發生機會，增加美麗的實質內涵。

我們誠心地期盼，這本書帶給讀者更健康美麗的人生。

1

【輯一】
更年期的疾病威脅

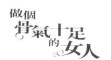

停經後婦女保健

文／林育弘

「更年期是什麼意思？我不知道我是不是也在這個階段，我想我是，只是我不知道。」

所謂更年期是指女性由生育年齡進入不能生育年齡的過程。在這段期間，女性的卵巢功能逐漸退化，停止排卵且卵巢分泌的荷爾蒙減少。臨床上會出現月經不規則、月經延後，或月經停止等現象。更年期持續的時間大約2～5年，發生的年齡大約在45～55歲之間。

至於停經是指在更年期當中所發生的最後一次月經，且間隔一年以上不再來月經。根據台大公共衛生研究所的調查指出，在大台北地區的婦女，停經年齡平均為49.5歲。

目前台灣地區婦女的平均壽命已超過75歲，換句話說，每位女性大約有1/3的歲月是在更年期以後度過。因此對於更年期以後婦女的保健問題，非常值得我們重視。

影響停經的因素

我們沒有任何方法，可以確切地預測更年期何時會發生。根據許多研究指出，婦女停經的年紀與初經年齡，兩者之間並沒有決定性的相關。但是母親經歷更年期的年紀，或許跟女兒的更年期有關。至於居住地區，是否服用避孕藥，或產下第一胎或最後一胎時年紀多大等，對更年期的時間似乎沒有什麼影響。

一般而言，吸菸者比不吸菸者較早進入更年期。一個婦女的所得越低，所受教育越少，她可能會越早經歷更年期。根據研究，體重超過58公斤的婦女，往往比低於58公斤的婦女較晚經歷更年期。總之，我們每一個人在出生之前，就有一個生物時鐘，決定著月經開始與結束的時間。

一般說來，35歲以前便進入更年期是過早了，我們稱為「卵巢早期衰竭」。基於不明原因，婦女身體可能會開始製造一種抗體，攻擊自己的卵巢，破壞卵子，而造成荷爾蒙減少，提早更年期到來。

更年期及停經後體內荷爾蒙的變化

究竟是發生什麼事，使得月經停止呢？最重要的因素是：卵巢裡已經沒有卵子了。卵子的枯竭並不是一朝一夕

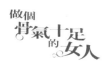

的事，原來在出生時，卵巢濾泡約有70萬個，初經時大約減少為40萬個，生育婦女大約平均排卵400次。女性在更年期以前，卵巢每個月會排出一個卵子。由於卵子在成熟過程中，卵泡會分泌雌激素（女性荷爾蒙）而有周期性的月經現象。進入更年期時，卵巢內的卵泡逐漸萎縮而停止排卵，同時卵泡分泌的女性荷爾蒙急劇下降。當卵巢不再分泌女性荷爾蒙時，子宮內膜便無法增厚，使得月經現象停止而發生停經。因此，女性在更年期以後，體內荷爾蒙最明顯的變化是女性荷爾蒙減少、周期性的月經現象停止。

測試是否已接近更年期

測量血液中雌激素的水平，對判斷婦女更年期並沒有幫助，因為雌激素在血液中的水平起伏很大，特別是服用荷爾蒙會有影響。所以，較準確的測驗，是同時測量濾泡刺激素（FSH）的血清濃度（＞40 IU/ml），及雌激素（E2）的血清濃度（＜20 pg/m）。

更年期症候群的主要症狀

每個婦女在更年期都有症狀嗎？並非每個更年期的婦

女都會感到不適，因為更年期的變化是逐漸發生的；一些初期症狀在停經前2～3年即可能出現，中期症狀在停經5年後才會明顯出現，至於晚期症狀則表現不一，有些要等到15年以上才有明顯差異。約有1/4的人沒有異樣的感覺，在不知不覺中就度過了更年期；約有3/4的婦女會有一些症狀，其中10～25％的人發展成明顯的「更年期症候群」，影響日常生活和工作，則需要積極治療。

由於文化、種族、地域上的差異，東、西人種對更年期的期望與反應均大不相同。在台灣地區，一半婦女會腰酸背痛、胸悶、心悸、注意力不集中、易怒、心情不穩定等；而其中1/3的婦女才會經歷熱潮紅、發汗等自主神經症狀。

女性進入更年期以後，身體或精神上會出現一些不適的症狀，我們統稱之為「更年期症候群」。這些症狀的發生，主要是由於體內的女性荷爾蒙減少所引起。

更年期症狀可分為早期症狀以及晚期症狀。早期症狀包括如下：

熱潮紅

在更年期前期，除了月經變得不規則而後停經之外，

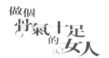

泌尿及生殖系統

　　隨著雌激素缺乏時間漸久，生殖泌尿器官也開始逐漸
萎縮，有時會發生萎縮性陰道炎，典型的症狀是外陰搔
癢、白帶、陰道有灼熱感、出血，以至性交疼痛，而尿道
的萎縮，則會出現頻尿、小便灼熱及疼痛的現象。此外，
荷爾蒙的缺乏，會使得支持骨盆的肌肉及韌帶變得鬆弛，
而子宮脫出、膀胱和尿道膨出的情況也就愈形嚴重，不但
會發生尿失禁，嚴重的子宮下垂、膀胱膨出，更會造成疼
痛不適及行動不便。

皮膚老化

　　皮膚失去彈性、乾燥、搔癢；頭髮乾燥、斷裂、脫
落；乳房變小、鬆弛、失去彈性等也都是更年期婦女會遭
遇到的問題。由於女性荷爾蒙濃度缺乏，造成膠原纖維和
彈性纖維減少，使得皮膚容易乾燥缺乏彈性，並且皮膚皺
紋增加，這些又以臉部皮膚最為明顯，若暴露在周遭環境
刺激，如日曬，則更容易加速皮膚老化。

更年期婦女性功能的問題

　　女性進入更年期以後，由於不再有月經的現象，而且

生理上以及心理上也發生了某些變化，因此性功能方面可能會產生一些問題。在過去由於傳統的觀念，一般婦女對於性的問題多半採取避諱的態度，不敢公開地談論，因此大都默默地承受著許多有關性功能障礙的問題。事實上這些問題如果能加以妥善處理，不但可以減去不必要的困惑，夫妻雙方仍然可以享有正常的性生活。

造成更年期以後的婦女性功能障礙的原因大概可歸類於下列幾項：

＊女性荷爾蒙減少後，對於性刺激的反應減退。

＊生殖道萎縮，造成性交疼痛的不適症狀。

＊由於年紀的關係，體力較差，對於性的需求較有力不從心之感，因此性交的頻率自然而然減少。

＊男性伴侶或配偶性功能減退，無法配合。

＊身體上發生某些疾病，自認為不適合有性行為。

上述問題，有些症狀經由女性荷爾蒙的補充治療後可以獲得改善，例如生殖道萎縮、性交疼痛等。至於年長體力的關係，夫妻雙方如果能夠好好地協調，仍然可以在配合彼此需求的情況下，享有美好的生活。

更年期的晚期症狀如下：

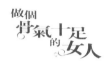

預防骨質疏鬆，動脈硬化，心臟血管疾病及老人失智症等的預防。

2. 良好、均衡的飲食習慣是最基本的要素。足夠的鈣質對於維持骨質密度尤其重要，維他命以及礦物質亦是很重要，所以要多多攝取牛奶和乳酪以及蔬菜、水果。

3. 保持適當的運動，減少抽菸以及酗酒。

4. 保持適度的休息和愉快的心情，紓解生活的緊張和壓力，如此可減輕更年期症候群帶來的心理以及生理方面的不適。

更年期婦女的骨質保健

更年期婦女由於體內女性荷爾蒙的分泌減少，會引發種種身體上及精神上的不適症狀，包括更年期的早期症狀及晚期症狀。因此從預防醫學的角度來看，每一位婦女在更年期之後，應該接受女性荷爾蒙的補充治療，以防止更年期症候群及其合併症的發生。

此外，飲食中適量鈣質的攝取以及適度的運動，對於防止骨質疏鬆症的形成也很有助益。一般正常成年人每日鈣質的需要量為600～800毫克，懷孕及哺乳婦女為1000～1500毫克，更年期婦女為1200～1500毫克。食物中以牛奶

及奶製品（如乳酪）所含的鈣質最豐富，一杯240c.c.的牛奶含鈣量為290毫克；其他如豆腐及豆製品、小魚乾、深色蔬菜等亦是含鈣量較多的食物。以國人的飲食習慣，一天可以從食物裡攝取到大約500毫克的鈣質，略嫌不足。因此建議更年期以後的婦女應多攝取含鈣量較豐富的食物，多喝牛奶是較有效且簡單的方法。

　　適度且持之以恆的運動，可以刺激維持鈣在骨骼中的支持需要，也可緩和骨質疏鬆症的發生。希望每位婦女在步入更年期之後，能夠養成每日運動的習慣。則相信在年紀較大時仍然是身手矯健、健步如飛，而不是彎腰駝背的蹣跚者。

【作者簡介】

學歷：台大醫學院醫學系、台大公衛學院醫院管理學分
　　　班、美國羅徹斯特大學婦癌研究進修

經歷：台大醫院婦產部住院醫師/總醫師、台大醫院婦產
　　　部婦癌研究學醫師、台大醫院婦產部資深主治醫
　　　師、台大醫學系導師、國家衛生研究院婦癌專科醫
　　　師、台灣婦科腫瘤醫學會監事、中華民國婦產科身
　　　心醫學會理事、中華民國更年期醫學會會員代表

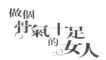

女性各階段骨骼成長狀況 文／楊榮森

　　我們的骨頭會不斷地再生，由新的骨頭取代，這般重複塑造的過程，促使骨頭保持強壯，確保較高的顛峰骨量；而女性的骨骼成長狀況，因受更年期、停經、懷孕、運動、營養攝取…等因素影響，使得骨量的增長情形具有很大的變異性，要有效預防骨質疏鬆症，在成長的過程中就必須積存足夠的骨本。

　　人體全身共有206塊骨骼，每塊骨骼都含有骨皮質和骨小樑。骨皮質的質地堅硬緻密，所以也稱為緻密骨，骨小樑外觀呈海綿狀，所以也稱為海綿骨。骨骼是由磷酸鈣的微小晶體所組成，這些小晶體充填在膠原蛋白之間，另外還包含其他離子，如鎂、鈉、氫氧根、碳酸根與氟化物。磷酸鈣使骨骼具有強度，而膠原蛋白則使骨骼具有彈性，健康的骨骼具有良好的生物力學強度，令骨骼足以支撐身體的重量，並讓肌肉及韌帶附著，使人體具有運動的功能。

　　可是一旦骨骼發生疾病，出現骨質疏鬆症時，即會明顯影響骨骼的力學功能。骨質疏鬆症的主要病理特徵為全

身骨量減少，而骨骼呈現疏鬆，骨骼內含有許多孔洞，致使骨骼脆性增高，只要微小的外力，即會造成骨折，增加病患的疼痛，及社會醫療負擔，若未能妥善治療，更會導致許多併發症，嚴重時也會使死亡率增高。鑑於目前處於人口老化的時代，老年人口日漸增多，使骨質疏鬆症成為當代的重要保健及公衛課題。

　　在探討有關骨質疏鬆症的基本病因外，骨量本身的評估佔有重要角色。人體在出生時，體內的骨礦質量很少，但在成長期間，隨著體格的增大，及骨礦質化的進行，使體內的骨礦質量增多，到20～30歲期間，達到最大的骨礦質量，即稱為顛峰骨量。顛峰骨量即指在正常成長的結果所能達到的最多骨量，且是在因年齡導致無可避免的骨量減少之前的骨量。研究顯示，在其他條件都相同的情況下，顛峰骨量較高者，在年齡增大之後，可提供一個較大的骨量儲藏所，也就是比較有骨本，也可降低發生骨質疏鬆症的機

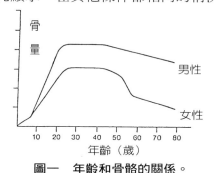

圖一　年齡和骨骼的關係。

楊榮森提供，摘錄自《骨質疏鬆症》一書（健康世界雜誌發行，民82）

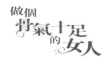

會，因此，許多學者對顛峰骨量的研究十分重視。

　　本文主要內容在於介紹女性在出生後，成長期間的骨量增長情形，著重於介紹骨骼成長機制，骨量增高情形，以及如何增高顛峰骨量等。

骨骼的成長機制

　　人體在出生時，骨骼大致上皆已具基本雛形，但有些部位仍為軟骨模型，這些都會進而隨著生長過程進行硬骨化，使骨骼日漸苗壯，而體內的骨量也會日漸增多。人體的骨骼成長包括長度的增加及寬度增大，增長是一種軟骨變成硬骨化的過程，加寬則為一種骨膜內的硬骨化過程，在生理意義上，二者各具特色。

骨骼的增長與變寬

　　骨骼的增長，主要由於軟骨的成長，而長骨的增長與生長板有關，但短骨的增長則為關節軟骨部位。生長板中具有增殖的軟骨細胞，這些軟骨細胞呈垂直方式排列形成直柱狀，增殖後的軟骨細胞會漸漸脹大，且逐漸成熟，它們會產生磷酸酵素（phosphatase），以進行間質鈣化作用，完成硬骨沉積，使骨骼增長。

在骨骼增長的過程中，會受到許多因素的影響，包括營養，運動，荷爾蒙等。

其中營養不良是造成生長延遲的重要致因。此外，人類的腦下垂體前葉會分泌生長激素，並形成類胰島素生長因子，以促進骨骼的生長。骨骼的增長也會受到甲狀腺素的影響，幼童發生甲狀腺素缺乏時，會罹患呆小症，使骨骼成長發生阻滯。在進入青春期後，荷爾蒙成為影響骨骼成長的重要因素，可促進骨骼在青春期的快速成長。有些荷爾蒙如類固醇則會抑制骨骼的成長，例如發生庫欣氏症候群（Cushing's syndrome）病患，其身高會受到阻礙。

骨骼的寬度增加作用，乃是經由骨膜的內部新生層造骨細胞進行聚集性成長所完成，這種膜內硬骨化過程會伴隨破骨細胞的蝕骨作用，以便吸收骨內膜的骨皮質內側，使骨髓腔得以擴大。

骨骼再塑作用

正常的骨骼代謝包括骨骼吸收和骨骼形成兩部分，即骨骼再塑作用。在骨骼的縱向增長期間，骨骼會依實際上的功能需求，進行再塑作用，該過程即硬骨表面的造骨細胞會形成新骨質，但在另一表面的破骨細胞同時進行蝕骨

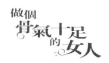

作用，這些作用會反應出物理壓力的狀況。運動會使骨骼受力，進而影響骨骼的再塑作用。骨骼在承受壓力的部位會合成新骨質，但在壓力減小的部位，則會出現骨質吸收現象，例如在外形彎曲的骨骼內凹側，會出現明顯骨皮質的增厚情形，且可見到骨小樑系統呈現特殊排列的情形。

在人的一生中，骨骼會持續進行再塑作用，不斷進行合成和分解的作用；在人生各個不同時期，各種代謝狀況會出現不同的調節，這兩種過程進行的速度各有不同。骨骼的形成需要攝取鈣，並且進行礦質化。影響鈣的吸收因素很多，包括維他命Ｄ、副甲狀腺素和抑鈣激素等，都很重要。維他命Ｄ可促進腸道對鈣的吸收，副甲狀腺素可把骨骼中的鈣移到血液中，抑鈣激素則可減少骨骼中的鈣轉移到血液。這些荷爾蒙和鈣質的代謝息息相關。

在發育成長期間，骨骼形成速度大於骨骼吸收速度，體內的硬骨沈積量會大於吸收量，因此孩童骨平衡呈正值，則會出現骨骼量增加現象，在20～30歲時全身骨量可達最高峰。進入停經期或老年後，骨骼吸收速度會逐漸超過骨骼合成速度，因而使骨骼流失，體內的骨骼沈積速率會小於吸收速率，使老年人的骨量狀態呈現負平衡，即會造成骨量的減少，久而久之，即會發生骨質疏鬆現象。若

是罹患疾病或飲食運動保健不當，則骨質流失速度更為加快，結果即會更早發生骨質疏鬆症，程度也更嚴重。

此外，骨骼再塑作用會受到部位的影響，全身206塊骨骼中所含的骨皮質和骨小樑比例各不相同，脊椎骨椎體含95%海綿骨，股骨則只有20%，且分佈在兩端。體內海綿骨礦質總量只佔骨皮質量的1/4，但其表面積則為骨皮質的8倍。且因為骨骼代謝皆在骨表面進行，因此海綿骨的代謝率為骨皮質的八倍。由於海綿骨的表面積較大，所以進行的代謝量也較大。在這些部位比較容易發生骨質疏鬆現象以及骨折。

骨量增高情形

女性的顛峰骨量具有很大的變異性，且顛峰骨量的高低與身體不同部位有關，例如頭骨的骨量在一生之中皆會一直地增加，因此頭骨終其一生都不會達到顛峰骨量，但髖部骨骼發育在18歲完成，但在女性停經之前，髖部骨骼的骨量仍會繼續增加，可是會由於年紀增大後，發生骨膜性骨骼變寬的結果，反而會使髖部骨骼的骨密度下降，在停經後的骨量即會降低，脊椎體的情形也很類似。

影響骨骼大小和質量的主要因素包括成長期間所受基

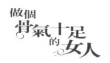

因的作用，種族、機械性負荷力量大小，以及荷爾蒙和營養的供給及影響，這些都會直接或間接影響骨骼的發育及成長。骨骼的成分為磷酸鈣，人體在出生時，骨骼約含有25克鈣，但經過成長後，會逐漸形成新骨，並且堆積在骨幹的骨膜表面，生長板下方骨內膜表面，及生長板本身，因此在成年時其體內的鈣量約可達1000克以上，此與個體大小及骨骼粗細有關。

在成長期間，骨骼會進行塑形及再塑的機制來成長，骨骼的成長需進行適當的骨質化（礦質化）過程，由於骨骼的成分為磷酸鈣，因此，鈣質的攝取顯著影響骨骼的成長，且與體內所含鈣量高低有密切關係，但通常所能用於儲存的鈣量並不高，且在不同年齡層的成長期間，運用鈣質攝取量來增加體內儲存鈣量的能力會有所差異。在嬰兒期和青少年期，骨骼成長速度最快，因而運用鈣質攝取量來增加體內儲存鈣量的能力也最強，但在兒童期及成年期的骨骼成長或代謝速率變緩和，運用鈣質攝取量來增加體內儲存鈣量的能力也會降低。因此針對這些需求的高低，可調節各成長期間每日的飲食建議攝取量，以強化正處在快速生長期間的骨骼，並期能達到鈣的正平衡。

一項針對年輕女性的骨骼發育長達4年的研究指出，

年輕女性仍會繼續進行骨質強化的現象，20～30歲的女性每十年的骨量增加量依部位而異，前臂礦質的增加幅度約為4.8%，而全身礦質量的增加幅度約為12.5%。骨礦質量的增加速度與年紀呈反比，約到29～30歲時，增加的速度即會減緩到幾近為零。由這些研究的結果推論，人體基因所控制的最大骨量約需30年才可完成。但其他研究顯示，年輕女性的鈣攝取量會影響成年女性的顛峰骨量，唯有提高鈣攝取量，才可確保有較高的顛峰骨量。

此外，體重也會影響顛峰骨量的高低，體型大的人骨架也比較大，且體重過重的女性也會具有較大的脂肪及非脂質，這些都會影響女性的骨量，過重的女性對鈣的吸收較佳，且骨骼再塑的情形較低，因而可保持骨量。

女性如何增高顛峰骨量

儲存好的骨本，即增高顛峰骨量，是防範發生骨質疏鬆症的重要課題。由於骨質的增加與運動及飲食關係密切，這些事項的重視及身體力行非常重要。骨骼成分主要為磷酸鈣，而骨骼和鈣質的關係有如銀行與存款，在年輕時應增加鈣質攝取，以增加存款，在日後有需要時才便於取用。因此，如何增加鈣的補充和攝取是重要的課題。攝

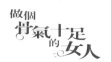

取足量的鈣質，才可維持正常骨代謝，從事適當運動以保持健康，並維護骨量，以避免因骨骼流失過量而引發「骨質疏鬆症」。

一般女性與骨本

現今社會的飲食習慣已與往昔迥異，由於上班族的生活特殊型態，使外出用餐的機會大為增加，即使學生也是如此，其中西化的用餐方式，深入影響國人對食物的選用，西式速食店在台極受歡迎，老少咸宜，令人心生警惕！且又由於國內特有的升學方式，使許多學生忽略運動的重要，對於骨本的累積，無疑是一大阻礙因素。根據國內調查報告顯示，國內青少年經常來不及吃早餐即需上學，無形中會減少喝牛奶的機會，牛奶富含鈣質、維生素B2等營養素，也會受到忽略。許多青少年在從事運動後，會隨意喝碳酸飲料解渴，也會在無形中增加鈣質流失量，這些都會影響骨本的累積。青少年正值發育期，是骨骼縱向成長最快速的時期，也是儲存骨本最好的時機，因此，重視攝取足量鈣質和適當運動的課題，實在不容輕忽。

女孩的青春期較男孩早2～3年，通常女孩發育最快時期約在11～14歲，但因人而異。由於在青春期的生長速度

僅次於嬰兒期，且運動量也較其他時期大，因此需攝取足夠熱量、蛋白質及其他營養素，以提供生長需求。在飲食方面，可選擇增加攝食牛奶、豆類製品（如豆腐）、小魚乾、魩仔魚、甘藍菜等高鈣食物，以提供骨骼成長所需。必要時，可提供適量點心，但切忌食用零食，以免增加長胖機會。有些女性對於身材十分注重，但有些矯枉過正，對於肥胖的定義異於常態，隨便過度節食，刻意減少食量，以致影響發育或身體健康，也應引以為戒。

養成兒童及青少年選擇合適食物的觀念，並付之實行，才可真正發揮保健骨骼的功效。在防範骨質疏鬆症時，更應注意確實養成兒童及青少年的正確運動及良好的飲食保健習慣，期使骨本增加且更持久。

懷孕婦女與骨本

孕婦的營養需滿足母體本身和胎兒，才能使嬰兒及母親都能健康平安，懷孕婦女的生理狀況發生改變，其腸道吸收能力會增強，所以適當的營養補充，並注意防範鈣質流失，可望預防年老後發生骨質疏鬆症。但若孕婦的飲食缺乏鈣質，會促使母體發生不當的骨質吸收現象，使牙齒或骨骼變為疏鬆，且會對胎兒發生不良影響，種下日後發

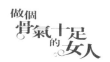
生骨質疏鬆症的遠因，應加以預防。因此孕婦應適量增加各種營養素的補充量，包括熱量、蛋白質、鈣質、鐵質及各種維生素，尤其是懷孕的第二、三期。

為提高顛峰骨量，孕婦飲食可攝取含鈣質較高的食物，如牛奶、豆類製品、小魚乾、魩仔魚、甘藍菜、芝麻等，但也攝取含鐵質較高的食物，如蛋黃、肝臟，及紅色肉類等。此外需搭配總熱量的增加量，而適量增加各種維生素的攝取量，即多攝取水果、深綠色蔬菜等，以提供足夠維生素。但應注意減少含脂肪多或糖份太多的食物：如油炸食物、肥肉或可樂、汽水、巧克力等，以免體重過重，並應減少使用刺激性調味料，如辣椒、胡椒、咖哩等，以免影響腸胃道功能。

骨質疏鬆不是老人與女性的專利

顛峰骨量低者，無法積存足夠的骨本來對抗日後的骨質流失，結果會增加發生骨質疏鬆症的機會，且令日後發生骨折的機會相對提高，因此預防骨質疏鬆症的基本策略，在於讓個人基因所許可的顛峰骨量得到最大的發揮，所以從青春期到30歲成長期間，應攝取足夠的鈣量，維持正常體重，適量運動，及維持良好的荷爾蒙代謝，才可望

達到基因操控的顛峰骨量。

在日常生活的各項媒體中，「如何預防骨質疏鬆症」是大家重視的健康課題之一，許多專欄報導使我們不再覺得骨質疏鬆症的陌生和神祕，但是卻仍有不少人誤以為骨質疏鬆症只會發生於老年人和停經婦女，因此對於該如何防治毫不在意，平時並未深切注意從事適當運動及攝取足夠含鈣飲食，導致直接或間接地影響身體的顛峰骨量，令骨本減低，種下日後罹患骨質疏鬆症的禍因，令人惋惜。有鑑於此，平日應注重保健，厚植骨本，令顛峰骨量增高，才是重要的課題。

【作者簡介】

學歷：台大醫學院醫學士、臨床醫學博士；美國加州大學洛杉磯分校骨科博士後研究所

經歷：台大醫院骨科住院醫師、外科住院醫師、骨科總住院醫師、骨科主治醫師；台大醫學院骨科講師、骨科副教授

現職：台大醫院一般骨科主任、腫瘤醫學部主治醫師；台大醫學院骨科教授

專長：臨床骨科診療、骨質疏鬆症、骨腫瘤

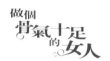

骨質疏鬆症危險群

文／張旭陽

　　女性因先天的骨架及骨本少於男性，較易發生骨質疏鬆症，且隨著年齡的增加，骨質密度會逐漸下降，在此過程當中，女性更由於生理期的異常、營養攝取不足、缺乏運動、生活壓力過大、長期服用止痛藥物…等因素，都可能讓自己身陷骨質疏鬆症的危險中。

　　骨質疏鬆症是多重因素交互影響下的複雜結果，包括有性別、年齡老化、遺傳、種族、荷爾蒙、運動、身材、月經史、飲食營養、生活型態，以及其他慢性疾病等等因素。而且，無論男女都有可能會發生此症。尤其是高危險群者（表一），更會增加得到骨質疏鬆症的機率。在此我們將就可能造成骨質疏鬆症的因素，全面性檢視自己是不是骨質疏鬆症危險群，期待能提早做好預防工作，以減少骨質疏鬆症的發生。

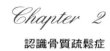

<表一>　骨質疏鬆症的高危險群

性別：女性（尤其是更年期後婦女）

年齡：老年人

遺傳：東方人、白人、高加索人

種族：家族直系長輩有骨質疏鬆症，透納氏症候群（Turner's syndrome），先天性骨代謝疾病

身材：體格瘦小，體重過輕

月經史：早發性停經（40歲以前），停經後婦女

飲食營養：高蛋白飲食，高纖維飲食，飲用過量的咖啡、茶，不當節食減肥，攝取的鈣不夠，維生素D攝取不足

生活型態：壓力大的人，抽菸，酗酒，運動量少，缺乏運動，不常曬太陽，長期坐辦公室，從事太空工作，長期臥病在床

藥物：長期服用類固醇（美國仙丹），抗痙攣藥，利尿劑，抗凝血劑，胃藥（含鋁制酸劑），止痛藥，甲狀腺素，化學療法藥物

慢性疾病：腎臟病，肝臟病，腎衰竭，糖尿病，高血鈣，甲狀腺機能亢進，副甲狀腺機能亢進，類風濕性關節炎，僵直性脊椎炎，庫欣氏症候群（Cushing's syndrome）

其他：胃小腸切除，雙側卵巢切除，重金屬中毒（鎘、鎳、鉻、鉛）

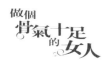
存在有特殊的基因，會導致骨質疏鬆症。也就是說，倘若親人和家族中有人罹患骨質疏鬆症，那麼要特別擔心日後也有可能患有骨質疏鬆症。另外，許多會造成骨骼系統異常的先天性疾病都可能與基因異常有關。例如透納氏症候群（Turner's syndrome），是一種性染色體異常疾病（46,XO），會導致卵巢失去功能，因而造成女性荷爾蒙不足，降低保護骨質流失的功能。

月經史

在一些早發性停經（40歲以前）、停經後婦女和切除卵巢的女性中，我們常會發現他們較容易罹患骨質疏鬆症。這是因為一旦女性荷爾蒙的產量不足或缺乏時，便會大幅增加骨質流失速度。此時，接受女性荷爾蒙的補充治療，可以有效地減緩骨質的快速流失。同時我們也發現越晚停經的婦女，體內因仍有女性荷爾蒙的存在，罹患骨質疏鬆的機會就比一般人低。

飲食營養

鈣的攝取不足，會降低骨質密度，極易造成骨質疏鬆症。我們每天所需的鈣量會隨著年齡、懷孕與否和哺乳期

而改變。通常每日鈣質需要的建議量,一般成人每日需要1000毫克鈣質,而懷孕期、哺乳中和停經後婦女每日需要1500毫克鈣質。所以,想要擁有雄厚的骨本,一定要攝取足量的鈣質,尤其在青少年快速發育時期,更是重要。如果你在年輕時未攝取足量的鈣質,你的骨骼就很難達到最高的骨質總量。而根據臨床研究顯示,台灣地區大多數婦女的鈣質攝取量都遠低於標準值,以致骨骼內鈣質含量明顯不足。

攝取鈣質最簡便的方法就是喝牛奶,牛奶是鈣質最佳的來源。如果你不適合喝牛奶,就要多攝取其他富含鈣質的食物或補充鈣片。另外,有一些食物會造成鈣質吸收發生問題,這是我們要特別注意的。例如,高蛋白和高纖維食物會和鈣離子結合成結晶,妨礙小腸吸收鈣質的能力。飲用過量的咖啡和茶(富含咖啡因),也會增加骨質流失的速度,造成骨質疏鬆症。對於所謂不適合喝牛奶的人,這些人因為腸道缺乏分解牛奶所含的乳糖及半乳糖所需的酵素,所以喝牛奶容易引起腹痛和腹瀉。這些人可以飲用低乳糖牛奶,或是每次飲用少量(小於200c.c.)的一般牛奶,應該可以大獲改善。

鈣質要被小腸充分吸收,需要同時攝取足量的維他命

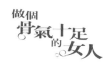

D。我們每天約需要400單位的維他命D。牛奶是維他命D的極佳來源。另外一種又便宜又簡便的來源是陽光。很幸運地，一天只要曬太陽15分鐘以上，便可以幫助身體自行合成所需的維他命D。而對於實在無法自飲食或陽光獲取足夠維他命D的人，可以使用維他命D製劑來補充需要。

不當的節食減肥，甚至造成厭食症的病人，也容易罹患骨質疏鬆症。這是因為一方面構築骨質所需的營養物質攝取不夠，另一方面保護骨質流失的女性荷爾蒙量也明顯不足，仿如蠟燭兩頭燒，骨質密度每下愈況。

生活型態

生活不正常，運動量少，缺乏運動，不常曬太陽，長期坐辦公室的人，比較容易罹患骨質疏鬆症。運動能強化筋骨，避免骨質疏鬆症。但並非所有的運動方式都可以防範骨質疏鬆症，只有負重運動（例如:慢跑、打籃球、打排球、有氧運動）才可以有效防止骨質疏鬆症的發生。而像游泳這種運動並不屬於負重運動，並不能防範骨質疏鬆症的發生。

根據統計發現，長期臥床的病人大約以每週流失1%

骨質的速度喪失其骨本，而太空人在無重力的狀態下也大概以這種速度流失其骨質。所幸這些流失都是可停止的，只要恢復下床走動或太空人返回地球，這種骨質流失的現象就會停止。

生活壓力大的人，也容易罹患骨質疏鬆症。這是因為壓力會造成體內固醇類（cortisol）荷爾蒙增加，使得身體無法吸收食物中的鈣質來建構骨質。

抽菸除了會造成心肺疾病外，它還會導致骨質疏鬆症。菸草本身會阻礙女性荷爾蒙的代謝和鈣質的吸收，使得女性不管在哪一個時期皆會造成骨質流失。另外，酗酒也是造成骨質疏鬆的危險因素，因為過量的酒精（每日喝烈酒達兩盎司以上）將導致血液中缺乏副甲狀腺激素和維他命D，使得身體不能吸收食物中的鈣質，並降低骨質鈣化的能力，造成骨質流失和不足。

藥物

一些藥物已經被證實會影響人體對鈣的吸收或代謝，導致骨質流失或降低骨質密度，造成骨質疏鬆症。皮質類固醇製劑（美國仙丹）除了會抑制腸道對鈣質的吸收，加速鈣質自尿液排出外，同時它也會抑制骨細胞的生成和骨

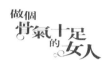

質重塑的能力，使得骨質密度下降。所以長期服用類固醇製劑的病人，往往在檢查骨密度時發現有骨質疏鬆症的情形。止痛藥是一種使用非常普遍的藥物，但許多止痛藥都會使得骨合成受到限制，影響骨細胞和軟骨細胞的代謝功能，抑制骨細胞的作用。大量服用止痛藥時容易引起骨質疏鬆症。

除了上述藥物外，其他會減少骨質總量的藥物還包括有抗痙攣藥、抗排斥藥、化學療法藥物、精神科所用的鋰鹽製劑、含鋁制酸劑型的胃藥、某些利尿劑和抗凝血劑等等，長期服用都會影響到體內鈣質的吸收或代謝。

另外，我們知道適當的甲狀腺素具有保護人體免於骨折的威脅，但是過量的甲狀腺素反而會使得皮質骨的骨質大量流失。

慢性疾病

除了原發性骨質疏鬆症（停經後骨質疏鬆症和老年性骨質疏鬆症）外，還有一些疾病會造成續發性骨質疏鬆症。例如，胃或小腸切除者，會造成鈣質的吸收發生問題；而雙側卵巢切除的病人，會使得體內女性荷爾蒙劇降，連帶影響到鈣質的吸收；另外，患有腎臟病、肝臟

病、腎衰竭、糖尿病、高血鈣、甲狀腺機能亢進、副甲狀腺機能過盛、類風濕性關節炎、僵直性脊椎炎等等疾病的病人，除了疾病本身容易導致骨密度下降外，也常常因為長期服用藥物，使得罹患骨質疏鬆症的機會大增。

　　重金屬中毒如鎘中毒、鎳中毒、鉻中毒、鉛中毒等，都會對骨質代謝有不良影響。這些重金屬中毒常常會引起包括肝臟、腎臟、骨骼的傷害，造成骨密度的降低，形成如軟骨症般等等程度的骨質疏鬆症。

骨質疏鬆的檢查與診斷

　　骨質疏鬆症號稱是無聲無息的疾病，表示它在早期的診斷有其困難。當X光診斷出骨質流失時，通常已經流失了30%以上，這時病情已經發展到後期了。所以，要想了解是否為骨質疏鬆症的高危險群，或是已罹患骨質疏鬆症，最簡單的方法就是檢討「日常生活方式與骨質疏鬆危險因素的關係」。首先要完成骨質疏鬆危險因子評估步驟（表二），再配合臨床上使用的檢查工具，才能達到事半功倍的效果。

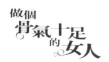

\<表二\>　骨質疏鬆危險因素自我評估表

骨質減少的危險因素#

1. 年齡增大，女性，白種人，黃種人

2. 身體質量指數（BMI＝體重Kg÷身高M²）小於20

3. 缺乏雌激素 [早發性停經（40歲以前），提早停經（45歲以前），無月經症，月經過少，停經後沒有使用女性荷爾蒙，初經太晚（14歲以後）]

4. 服用皮質類固醇製劑 [每天服用7.5毫克以上的prednisolone長達3個月以上]

5. 家族有人罹患骨質疏鬆症

6. 內科疾病 [原發性副甲狀腺機能亢進，類風濕性關節炎，局部性迴腸炎，慢性阻塞性肺病，營養不良，抗痙攣藥，化學療法藥物，多發性骨髓瘤]

7. 生活型態 [攝取的鈣不夠，抽菸，酗酒，缺乏運動]

骨質疏鬆性骨折的危險因素*

1. 40歲以後，曾經得過腕關節、肩胛骨、脊椎骨或髖關節等非外傷性骨質疏鬆性骨折

2. 骨質減少

3. 一等親親屬有人罹患骨質疏鬆症

4. 體重小於57.8公斤 或 身體質量指數（BMI）小於20

5. 最近有抽菸

6. 老年人

7. 容易跌倒 [姿態性低血壓]

\# 摘錄自1996年加拿大骨質疏鬆協會（Osteoporosis Society of Canada）的建議

* 摘錄自美國國家骨質疏鬆基金會（National Osteioporosis Foundation）的建議

　　整體的評估是必要的。評估的內容包羅萬象，包括家族與個人病史、身體檢查評估等等，評估是否屬於骨質疏鬆症的高危險群，並在確定為骨質疏鬆症後，判別是屬於原發性疾病或因其他疾病引起的續發性疾病，或是長期服用藥物引起的副作用。如何早期診斷骨質疏鬆症呢？這對醫師而言，是一項挑戰但卻是非常重要的工作。目前臨床上，可用來診斷骨質疏鬆症的方法有下列四大項：

　　一、骨骼X光檢查

　　二、骨質密度測定

　　三、實驗室檢查

　　四、骨骼活體組織切片檢查法

　　在此，我們將詳述每一種檢查方法，並分析其臨床意義和臨床價值，期望能對各位讀者有所助益。

骨骼X光檢查

　　骨骼X光片檢查是診斷骨質疏鬆常用的方法之一。檢查的部位主要是針對骨盆骨和脊椎骨。因為骨盆骨和脊椎骨是身體中最主要支持體重的骨骼，也是骨質疏鬆反應最敏感的部位。長久以來，人們藉由X光片檢查，設計出許多骨骼測量的方法，來定量分析骨質疏鬆的程度。但是實

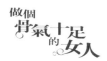

際上利用普通X光片早期診斷骨質疏鬆有其一定的困難，最主要的原因是X光片反應骨質的變化不夠靈敏，只有骨質流失約30%以上，X光片才會表現出來。也就是說，單靠骨骼X光片診斷骨質疏鬆症是很危險的，必須配合其他檢測方法，才能提高骨質疏鬆症早期診斷的準確性。

骨質密度測定

為了彌補骨骼X光檢查不夠精細的遺憾，科學家們研發出一種敏感度極高的骨質密度偵測儀，以測量骨骼的密度來衡量骨質疏鬆的程度。它是一種安全性高並且不具侵入性的檢查技術，是目前檢查骨質疏鬆最常用的方法。

骨質密度測定的方法很多，臨床上使用的方法有雙重X光能量吸收測量法（dual energy x-ray absorptiometry, 簡稱DEXA），雙重光子吸收法（dual photon absorptiometry, 簡稱DPA），放射線攝影吸收測量法（radiographic absorptiometry, 簡稱RA），單一光子吸收測量法（single photon absorptiometry, 簡稱SPA），電腦量化局部X光射線檢測法（quantitative computed tomography, 簡稱QCT），在這些利用放射線物質來偵測骨質密度的方法中，以DEXA所使用的放射線物質量最少，而以QCT所使用的放射線物質量最多。

　　使用這些方法檢查骨質疏鬆的準確性大約可達95%以上。但隨著科技的日新月異，目前骨質疏鬆的測定技術更突破，利用寬頻超音波衰減技術，強調不具放射性的特性，不會對人體造成傷害，受檢者只需將腳或手放置儀器上，超音波就會穿透腳跟骨或手橈骨，安全而尚稱精確地測量出骨質密度，並且儀器可直接和電腦連線，受檢者在數分鐘內就可看到報告，馬上了解自己骨骼的健康狀況。

解讀骨密度檢查報告

　　解讀骨密度報告之前，首先要了解骨質疏鬆者骨質密度的變化特點：

　　一、婦女在35歲以後，骨密度開始下降；而男性約在50歲以後，骨密度才下降。

　　二、婦女骨密度下降的幅度較男性快。35歲以後的婦女，每十年骨密度下降約10%，而男性約3%。

　　三、停經後的婦女骨密度下降的幅度更快、更明顯。

　　四、骨密度的下降和骨折的發生率有明顯的相關性。

　　五、骨密度的變化比X光片的變化明顯，通常當骨質流失約30%以上，X光片才能被觀察到。

　　六、並不是每個人都需要檢查骨密度。檢查骨密度的

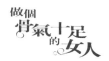

適應症請參考表三。

<表三> 骨密度檢查的適應症

骨密度檢查只是幫助停經後婦女決定一個適當的臨床處理方式。

當有下列任何一項骨質疏鬆危險因素存在時，就必須去做骨密度檢查。

1. 40歲以後，曾經得過腕關節、肩胛骨、脊椎骨或髖關節等非外傷性骨質疏鬆性骨折

2. 一等親親屬有人罹患骨質疏鬆症

3. 身材瘦小 [身體質量指數（BMI）小於20 或體重小於57.8公斤]

4. 提早停經（45歲以前）或停經前女性荷爾蒙濃度長久偏低

5. 服用皮質類固醇製劑 [每天服用7.5毫克以上的prednisolone 或服用長達3個月以上或患有庫欣氏症候群（Cushing's syndrome）]

6. 原發性副甲狀腺機能亢進

7. 缺乏補充維他命D的情況下，長期服用抗痙攣藥達10年以上

8. 營養不良達5年以上

9. 多次接受化學治療

10.身高變矮

11.停經後背變駝，腰變彎曲

12.接受過關節鏡治療，或當有下列任何兩項以上骨質疏鬆危
　　險因素存在時，就必須去做骨密度檢查

a. 最近有抽菸

b. 曾經得過甲狀腺機能亢進症

c. 鈣質攝取不足

d. 酗酒

摘錄自1999年加拿大骨質疏鬆協會（Osteoporosis Society of Canada）的建議

　　利用放射性骨質密度偵測儀，通常偵測人體三個比較容易造成骨質疏鬆的部位，即腰椎、大腿骨和手部橈骨，而在其骨密度的報告中，我們可以了解到這三個部位骨密度的情況。骨質密度的狀態大概可分為三個等級：正常、骨質減少和骨質疏鬆（表四）。

　　所謂骨質減少就是指骨質介於正常和骨質疏鬆之間。骨質減少的人，雖然未達骨質疏鬆的程度，但骨質也不是正常的，其發生骨折的機會為介於正常者和骨質疏鬆者之間。而利用超音波骨質密度偵測儀，通常只有測量腳跟骨或手橈骨骨質密度的情形，倘若檢測值（T score）小於負

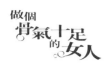

2.5個標準差以上，就會被判讀為骨質疏鬆症。但因每家醫院所具備的骨質密度偵測儀機型不同（內含不同的骨密度參考值），而且檢驗結果都會有些誤差，所以骨質密度檢查不是做一次就可以，應該定期追蹤（正常情況約一年一次），另外最好在同一家醫院，以同一台儀器檢查同一部位，來測量骨質密度，如此才可以明確地比較出骨質流失的情形。

<表四>　骨密度檢查報告

1. 正常：檢查結果大於年輕人平均骨密度-1個標準差數值（T score＞-1）

2. 骨質減少：檢查結果介於年輕人平均骨密度-1個和-2.5個標準差數值（-1≧T score＞-2.5）

3. 骨質疏鬆：檢查結果小於年輕人平均骨密度-2.5個標準差數值（T score≦-2.5）

4. 嚴重型骨質疏鬆：檢查結果小於年輕人平均骨密度-2.5個標準差數值（T score≦-2.5），並合併有骨質疏鬆性骨折

摘錄自1994年世界衛生組織（WHO）的標準

實驗室檢查

　　骨質疏鬆者常常被醫師建議做以下血液或尿液的化驗

檢查，以了解骨質流失或重塑的速度，和體內鈣質含量。

1. 血鈣：正常狀態下，人體內血鈣維持穩定，而在一般的骨質疏鬆者，血鈣維持在正常範圍內，只有在一些進展迅速比較嚴重的骨質疏鬆患者，才可見血鈣升高的情形。

2. 尿鈣：骨質疏鬆者尿鈣與血鈣的變化是一致的。通常當血鈣升高時尿鈣也有升高的趨勢。

3. 血磷：在骨質疏鬆症嚴重的病人，骨吸收較明顯，血鈣的濃度會上升，而血磷的濃度則會下降。

4. 血清鹼性磷酸鋂：鹼性磷酸鋂與骨密度呈負相關。鹼性磷酸鋂升高時，骨密度則會下降。

5. 尿中的 Hydroxyproline和 Pyridinolines：Hydroxyproline和Pyridinolines是骨基質膠原蛋白的代謝產物。膠原蛋白占骨基質的九成以上。倘若尿中含有過高的Hydroxyproline和Pyridinolines，代表骨基質大量分解，表示骨質正在流失中。

6. 測定Osteocalcin（骨鈣素）：骨鈣素是一種存在骨骼內的非膠原蛋白，倘若血液中含有過高的Osteocalcin，表示你的骨質正在迅速流失中。

7. 甲狀腺功能檢查：了解身體的總代謝率。

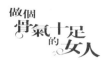

8. 副甲狀腺功能檢查和維他命D代謝測定：了解鈣質的代謝和濃度。

9. 腎上腺皮質功能檢查。

10. 性腺功能檢查。

11. 胰島腺功能檢查。

骨骼活體組織切片檢查法

骨骼活體組織切片檢查法是一種侵入性且會造成疼痛的檢測方法。它是透過手術的方式抽取腸骨脊的一小片骨組織做成標本，在顯微鏡下觀察骨骼的結構，並對此進行定量分析。但相較於骨質密度偵測儀的方便性與安全性，骨骼活體組織切片檢查法並不列入常規的檢查方法。也就是說，絕大多數的骨質疏鬆者都不需要做骨骼活體組織切片檢查，只有因全身性疾病（如甲狀腺功能亢進、骨軟化、多發性骨髓瘤、轉移瘤等）引起的骨質疏鬆症，骨骼活體組織切片檢查可以幫助醫師確定造成骨質疏鬆的原因，以決定後續的治療方向。

【作者簡介】

學歷：台北醫學院醫學系畢業

經歷：林口/台北長庚醫院婦產科主治醫師、美國羅徹斯
　　　特大學附設醫院研究員

現職：高雄長庚醫院婦產科系主任、長庚大學副教授

專長：更年期、不孕症、試管嬰兒、一般婦產科

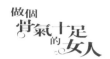
骨質疏鬆症

文／陳榮福

　　骨質疏鬆症的發生常是無聲無息的，它會使強健的骨頭逐漸變得脆弱，若稍一不慎而跌跤滑倒時，極易導致骨折；在了解及認識骨質疏鬆症後，即可發現它所帶來的危險性並非不可預防的；進而若能在平日中落實正確的生活習慣，將可遠離骨質疏鬆症的威脅。

　　「骨」質在一生當中不斷地變化，隨著骨骼成長、強化、退化等時期有著不同的改變。在「骨骼成長期」中，大約90%的「顛峰骨質量」在這段期間完成，和骨骼中生長板癒合時約在同時期完成；之後進入所謂的「骨骼強化期」，約是在青春期後15年的時間，骨質量會進一步增加到所謂的「顛峰骨質量」；對脊椎而言，在女性年齡約30～35歲左右，而男性年齡在40歲左右，進入所謂的「骨骼退化期」，骨質總成長進入「負」平衡，即骨質流失期。

　　對婦女而言，骨骼退化期骨質流失速度緩慢，約0.5～1%左右，直到停經之前，一旦進入婦女一生當中重大生、心理改變的階段—「更年期」，則骨質流失速度會加速進行，年流失率可達2～4%不等，尤其是更年期開始後

的前5年，其影響最快、最大，這也是一般在評估骨質疏鬆症中一個重要的時間點，即婦女在確定進入更年期後，若骨質密度檢查偏低，或隔年檢查而骨流失率偏高，就必須加以考慮服用女性荷爾蒙的補充治療，此時期骨質流失率在停經前5年的快速變化後，會進入稍緩的流失期。

　　整體而言，在更年期後的15～20年內，骨質年流失率可達40歲之前的四到八倍，到70歲後，骨質流失並未停止減緩，反而再進入第二次的骨質流失期。主要原因和更年期中的卵巢萎縮、女性荷爾蒙製造減少大不相同，所謂老年期的骨質疏鬆症和因年老而腎臟功能衰退，副甲狀腺功能被動似地被活化起來，而過高的副甲狀腺激素，過長時間的暴露接觸到全身的骨骼，使得稍緩的骨流失率又再度加速。

　　所以終其一生，女性要流失骨骼中海綿骨35～50%左右，緻密骨要減少25～30%左右；而男性的海綿骨則流失15～40%，緻密骨降低5～15%不等。故簡言之，人的一生，骨骼及其骨質是永遠變化不稍止息的！

如何提高顛峰骨質量

　　在進一步討論骨質流失原因之前，其實如何將所謂的

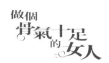

骨本,即「顛峰骨質量」予以提高,如同討論「老年年金」之前,是否在年輕工作時有適當地儲蓄本錢作老本,是相同的道理。有了足夠的「骨本」之後,面對以後各階段的骨質流失期,就能較坦然面對了。所謂「顛峰骨質量」,即人一生中最高的骨骼密度及骨質的質與量,一般而言,男女皆在30〜40歲左右達到骨質顛峰量。決定骨質量多寡的諸多因素當中,以「遺傳」為最重要,有些研究甚至認為基因佔決定骨質量因素的60〜80%,而母親的遺傳似乎又比父親來得較具影響力,因骨質疏鬆症而導致骨折的母親,其女兒將來發生骨折的機會也比一般人多二倍以上,同時也會有較低的骨質密度。

在雙胞胎的研究中,同卵雙生又比異卵雙生有較雷同的骨質量,黑種人又比白種人及黃種人有較高的骨質量。一般而言,男性比起女性有較大、較高的骨質量,差距可達1/3以上。其他影響顛峰骨質量的因素還有運動、飲食、抽菸、喝酒及內分泌等因素,如在青少年時期有較多運動量的人,就會有較高的骨質量,對奶製品等高鈣食物有較多攝取的人,也會有較高的骨質量;相反地,在青少年及年輕成人時有抽菸或喝酒等行為,則會有較低的骨質量,菸、酒兼具的人則會有最差的骨質量。至於內分泌因

素則和初經年齡、懷孕生產等也有相關，如月經規律性與否也會有差別，在美國大學女生骨密度的研究中，發現月經規則者有較高的骨密度，而不規則如2～3個月才來一次的人，就會有較低的骨密度，所以「顛峰骨質量」的高低，是決定將來是否有骨質疏鬆症中一個相當重要的因子，而影響因素也是非常多樣性的，這也是醫學研究中一個相當有趣而吸引人的領域。

骨質流失的原因

骨質流失的原因除了不可避免的老化，及每個婦女一生中都要面對的更年期外，尚有一些重要因素也會影響，如內分泌疾病，常見有「甲狀腺亢進症」，其影響除一般所知如突眼、甲狀腺腫、心悸、緊張、焦慮、容易流汗、手抖、體重下降、月經不規則外，更會加速骨質流失達5～7％左右，更有研究指出甲狀腺亢進症會增加未來兩倍半的股骨骨折發生率。

除了內因性疾病引起的骨質流失以外，若有人因想要減重而誤用甲狀腺素等藥物，恐怕不只體內脂肪不減，反而減少了身體內肌肉中蛋白質量，讓人不一定會「體瘦」，但一定會「體弱無力」，甚至心律不整，進而加速骨

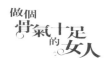

流失率等。所以不論年輕或老年期，骨質疏鬆症中首要考慮的次發性因素，以「甲狀腺亢進」最不容人忽視，其次為內因性的腎上腺性「庫欣氏症」，或外因性的類固醇濫用，其基本病理致病機轉皆是體內出現或暴露在高濃度的腎上腺皮質素或俗稱的「美國仙丹」（類固醇）作用下，可以使人發生外形劇變，如月亮臉、水牛肩、男性化、皮膚變薄、容易瘀青；進而體內器官產生病變，如脂肪肝、糖尿病、高血壓、體重增加，其中一半以上的病例皆有骨質疏鬆症。以脊椎為例，海綿骨密度至少降低20%，在接受腎上腺腫瘤切除後，甚至要10年的時間，骨密度才會緩慢趨向正常。美國風濕免疫學會就建議，不論任何原因，若必須使用類固醇超出3～6個月以上，就可能對骨質產生負面影響，必須接受骨質密度儀器檢查，若檢測質（T score）在負一以下，就必須作預防性治療。在國內目前類固醇使用未上軌道之前，類固醇所導致的骨質疏鬆症及其傷害，不能輕忽！

　　其他內分泌疾病會影響骨質者，常見的尚有「副甲狀腺機能亢進症」，除造成高血鈣症、腎結石、高血壓、消化性潰瘍、胰臟炎、便秘、肌肉無力、心律不整外，也是會促成產生骨鬆症，其中20%病例尚會出現脊椎壓迫性骨

折，骨質密度至少降低5～10％，老年性骨質疏鬆症者，此病是主要考慮因素之一；會影響骨質者，尚有糖尿病控制不良者、性腺功能低下症、高泌乳素血症、厭食症、次發性停經者等皆會影響；體內器官有重大病變者也會降低骨質，如肝硬化或腎衰竭等；出現藥物不良反應者也會影響，如長期使用利尿劑，尤其是類固醇治療，不論注射或口服或噴霧吸入式或皮膚擦拭等都會有作用。抗癲癇劑，某些抗生素、抗排斥藥、肝素等藥物，雖在醫療上有其正當性及必要性，但長期使用下卻無可避免地會傷害到骨質，這有損醫師及病患對所謂的「藥原性」骨質疏鬆症有所了解及注意才能避免。

除此，某些血液腫瘤疾病，也會破壞骨質，如多發性骨髓瘤；或腫瘤轉移到骨骼造成病理性骨折者，如攝護腺癌、乳癌、肺癌、腎臟癌、甲狀腺癌皆可能發生；進而如接受胃切除手術者、器官移植手術；或病人長期臥床不動者皆有可能。舉例來說，接受心臟移植手術者，發生腰椎骨鬆者高達28％，股骨骨鬆者也有20％，脊椎骨折者甚至有35％，骨質密度在心臟移植手術前後六個月，脊椎密度可減少到原有的50％，這和術後治療使用相當量的類固醇及環孢子素也是息息相關。總之造成女性骨鬆症的因素

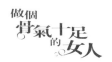

中，次發性原因就佔了20～35%，男性骨鬆症中次發性因素更可佔到40～55%，比例之重及影響之深，教人憂慮！

骨質疏鬆的徵兆

　　骨質在流失時會以何種症狀來表現呢？其實這個命題是骨質疏鬆患者最大的迷思及誤會之所在。在英國，骨質疏鬆症被稱作「夜裡來的小偷」，或可叫作「無聲無息的殺手」，依據世界衛生組織（WHO）在公元2001年10月16日發表世界骨質疏鬆日的新聞稿中所言，骨質疏鬆症是屬於不能忍受卻最普遍盛行的流行病；骨質疏鬆症是被人們忽略且疏於診斷的疾病；影響年紀在60～70歲間的女性達1/3，80歲以上的女性達2/3之多；在歐洲，每30秒就有一個因骨質疏鬆症引起的骨折發生，而所有被診斷出骨質疏鬆症的婦女，卻只有1/4接受到正確適時的治療；對婦女健康照顧及死亡率的影響，骨質疏鬆症僅次於心臟血管疾病，終其一生，超過50歲以上的人們，每三位婦女中就有一位、每八位男士中就有一位，若不接受適當的預防治療，就會因骨質疏鬆症而產生骨折。

　　至於骨質疏鬆症最早出現的症狀或最多出現的症狀，嚴格上來講，應該說是「毫無症狀」。很多人在臨床表現

上直到骨折發生的那一刻，被送到醫院接受診斷治療時，才恍然大悟警覺自己的骨質密度已是如此地低落，回首過去並無與骨質疏鬆相關的腰酸背痛症狀等病史產生，即使因腰酸背痛到門診求醫，也大都是因姿勢不正確或使力不當，導致脊椎側邊肌肉或肌腱發炎，或因脊柱側彎或脊椎退化或椎間盤脫位等問題居多，真正因嚴重骨質疏鬆症所引起的，據研究統計不到1/10。這也是醫界及學會指引中所推荐的，年紀65歲以上，皆應接受骨質密度檢查；50歲以上或已進入更年期，若有家族骨鬆遺傳史，個人先前有骨折病史，抽菸，體重過輕，或有已知次發性內分泌疾病，或使用對骨作用不良藥物者，皆要接受骨質密度檢查。且先勿以腰酸背痛等症狀當參考依據，因為約一半以上的脊椎骨折患者，在臨床上毫無症狀可言。可知有無症狀，實不足以當作診斷時重要的參考。

至於一般所謂駝背或年老身高縮水等，人類的身高平均由年輕到老年，可減少3～7公分等，可能是骨鬆症導致脊椎椎體高度降低，或椎間盤脫水等因素造成，所以當人由中年到晚年，若察覺身高有所減少，也應立即去檢查骨密度，但只怕為時稍晚矣，故骨質疏鬆症的有無，仍應該以在特定的年齡或加上某些重要參考因素，如危險因子的

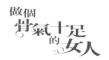

存在與否，來作為是否接受骨密度篩檢的考慮，症狀的有

無或嚴重度的強弱，就只能當作參考及紀錄罷了！

骨質疏鬆症帶來的危險性

　　骨鬆症所帶來的危險性何在？應以骨鬆症改變骨骼的

幾何力學，抗壓變形性減弱、脆弱度增加來考量。據研

究，骨骼密度每減少10%，如 T 指數每減1時，相對地未

來發生骨折的機率會增加二倍，於是在外在環境改變下，

如跌倒滑落時，身體除撞擦傷外，骨骼會出現嚴重扭曲變

形，甚至出現骨折。

　　最常見的因骨鬆症引起的相關骨折有三處，50歲前後

的手腕骨折，60、70歲的脊椎骨折，80歲前後的股骨骨

折，其發生原因及影響層次皆有不同。手腕骨折發生時病

患仍屬年輕，多因跌倒時手臂前張以支撐身體，導致手腕

骨折，癒合快速，影響頂多如外觀或功能少部分變差，但

手腕骨折的出現應可以當作一項警訊，未來再發生其他處

骨折會增加至少二倍以上，據美國白種婦女的相關統計研

究，超出50歲以上終其一生出現手腕骨折的機會有16%。

至於脊椎骨折大都發生在60、70歲的婦女，骨折程度亦可

由輕微到嚴重壓迫性骨折，亦有跌倒時直接以臀部落在堅

硬的地面，有高達2/3的病例是由 X 光檢查才診斷出來，
而病患卻無法回憶起何時何地發生跌倒外傷。脊椎骨折研
究推算，60歲以上的白種婦女約有15%左右，而台灣婦女
約有19%，男性則有12%發生脊椎骨折，其治療大都給予
固定或支架治療，少數加上脊椎開刀移位減壓，或局部給
予骨水泥灌注等，皆可對嚴重背痛或壓迫性神經症狀給予
減輕緩解；但對於已有脊椎骨折者，未來1～3年內，據統
計有1/5會再度發生，且會隨已發生骨折的椎體數目成正
比例增加，在在顯示骨質疏鬆症原發性預防治療或次發性
加強治療的必要性，至於骨質疏鬆症中易令人畏懼的當屬
髖骨（股骨）骨折，在其發生一年內的死亡率可由15～
30%不等，此種死亡率和令婦女聞之色變的「乳癌」其中
第三期到第四期病程的死亡率相當；若幸而不死，尚有一
半的病患會失去自主獨立性，外出受限，穿衣、洗澡需人
幫忙；而約有1/4的髖骨骨折病患會被送到安養院接受持
續性安養治療，已超出自家親屬能直接照顧的範圍。在台
灣，每年約有3000人出現此類骨折，總醫療成本要台幣30
億，每一個髖骨骨折，在第一年內直接加上間接醫療社會
成本高達百萬；在美國，所有骨質疏鬆症及因骨鬆症骨
折，整體要花費的治療成本達美金150億美元左右，歐洲

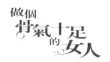

及其聯盟國約要花歐元達230億之多來照顧骨質疏鬆症及骨折的支出，此種「要錢又要命」的疾病，對人類健康的維護及壽命延長的保健等，有何等重大的威脅及影響，更讓世界衛生組織將其列入五大重要疾病的防護，其預防治療及推廣更被納入首要工作及重點之列！

當個有骨氣的銀髮少年郎

　　骨質疏鬆症及因骨質疏鬆症引起的骨折所帶來的影響，在醫療上造成人們的痛苦甚至死亡，在經濟上也造成鉅大的損失，鑑於未來的50年內，全世界有一半以上的髖骨骨折會發生在亞洲，台灣在民國84年因65歲的人口超出7%時，已達到聯合國衛生組織對老年化國家的定義，如今老年人口已逼近200萬大關，這個隨老年人口增多而更普遍化的骨質疏鬆症，也就讓我們不得不正視它的嚴重性。

　　萬病的治療首要在於預防，基因遺傳固然影響甚鉅，但後天環境因素的努力仍有相當的進步空間，如由出生開始，加強推廣餵食母乳，以至青少年要加強奶製品或其他天然高鈣食物的補充攝取，長年定時定量的多樣化運動，如快走、跳繩，甚而舉重皆有幫助；充足的日光曝曬，不

抽菸不嗜酒，生活作息正常，不熬夜，睡眠充足，遇有疾病迅速訪醫治療，不亂服偏方或來路不明的補品，適時適地接受骨質密度篩檢，尋求正確專業的醫藥諮詢，若有必要，按時服用藥物治療，定期耐心的追蹤檢查，醫病之間充分的溝通，確立治療目標，才能確保老年健康生活品質，當個有骨氣的銀髮少年郎！

【作者簡介】

學歷：台北醫學院醫學系畢業

經歷：林口長庚醫院內科部住院醫師訓練、林口長庚醫院
　　　內科部新陳代謝科總醫師/主治醫師

現職：高雄長庚醫院內科部新陳代謝科主治醫師、高雄長
　　　庚醫院健檢部主任、中華民國骨質疏鬆學會理事、
　　　中華民國內分泌學會副秘書長

專長：內分泌新陳代謝學、骨質疏鬆症

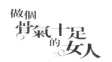

很可靠。另一方面，骨密度檢查存在著限制性，因骨密度增加速度，以目前的技術須半年或一年以上，才能確實測到變化。綜言之，病人和醫師在使用藥物治療骨質疏鬆症時，需有良好的溝通與了解，服藥期間，也必須有耐心，才能奏效。

骨折是骨鬆症最直接的不良後果，骨鬆症藥物治療的目標，也是減少骨折。有一些藥物雖然能增加骨密度，但卻欠缺減少骨折的效能；有些藥物增加骨密度並不明顯，但因為能改善骨骼的品質，所以骨折的發生率，確實可因而減少。在這些狀況下，只有能減少骨折的藥物才會被認定是治療骨質疏鬆的確實藥物。

骨質疏鬆症的治療藥物，可以簡略地分為兩大類，即破骨抑制劑與造骨促進劑。我們從骨骼的代謝來討論骨骼量與骨密度的變動，就容易了解這兩類藥物的作用。

人體的骨骼不停地在做除舊與佈新的活動。骨骼深埋在體內，所以它的除舊工作需要特別的破骨細胞，來游走於骨骼表面上，並將老舊的、待更新的骨骼吞蝕掉。若吞蝕活動太強，除了長期會造成骨骼流失，短期也會因為受到吞蝕的骨骼部位被蛀了一塊，影響骨骼的強度，這兩種因素均容易導致骨折。另一方面，骨骼的佈新工作，也是

由特殊的造骨細胞來擔任的。這些造骨細胞會在破骨細胞做完除舊工作之後，就地回填，以執行骨骼的「佈新」工作。佈新的活動不足，或是佈新的活動無法完全補償除舊的活動，長期之後，都容易造成骨骼量不足，骨密度低下，骨強度減弱等情形。

停經後婦女骨骼代謝的特徵就是因為卵巢分泌的雌激素等快速減少，不再壓抑破骨細胞，形成破骨作用大幅增加，骨骼除舊佈新的週轉率變快，雖然造骨作用隨著破骨作用有所增加，但是因為造骨細胞機能衰老，造骨速度跟不上破骨作用之下，造成骨骼快速地流失。這種情況，有如存錢的速度總比領錢的速度慢，或是長頭髮的速率總比掉頭髮的速率慢，都會造成存款總量或是頭髮密度的減少。

說明了認識骨骼代謝與骨質疏鬆症之間的關係，我們就可以了解破骨抑制劑與造骨促進劑這兩類藥物，可以或經過抑制破骨細胞過度吞蝕骨骼，或經過促進造骨細胞的造骨活動，完全補償被吞蝕的骨骼，進而增加骨密度與骨強度，並減少骨折。下面我們就各種臨床上已上市使用或即將上市供病患使用的藥物，一一做介紹。

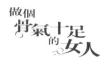

破骨抑制劑藥物

鈣素

不論是食品、乳類飲品內的鈣素，或是鈣片裡的鈣素，都是骨質疏鬆症治療不可或缺的一環。人體在營養上發生鈣缺乏時，會動員副甲狀腺素的分泌，刺激破骨細胞，將骨骼裡的鈣素釋放出來，不利於骨質疏鬆症病患。攝取足夠的鈣素可以降低副甲狀腺活性，效能類似破骨抑制劑。另一方面，鈣素與磷酸是骨骼最重要的無機成分，任何造骨作用均需要有足夠的鈣素來做原料。所以不論是要在除舊（破骨作用）或佈新（造骨作用）兩種方式上用藥物治療骨質疏鬆症，鈣片或是在飲食裡的鈣素，都是不可或缺的要角。目前上市的所有藥物，在被各國的醫藥衛生機構核可其療效之前，均需要臨床試驗來證實其減少骨折的效果。所有的此類臨床試驗，除了該藥物本身之外，必定附帶規定了大量的鈣素攝食，不論是以鈣片或是乳品的方式給予。所以就理論或是所謂的「論證醫學」原則而言，即使這些藥物已經被認可具減少骨折的療效，但若是缺乏足夠的鈣素攝食，效果仍然是不確定的。

停經婦女一天攝食的鈣素，應在1000毫克以上才足夠。目前台灣的停經婦女，每日攝食的鈣素平均約400～

500毫克，而且個體間的差異很大，例如城市裡婦女的鈣攝食量略多，乳品消耗也較多；鄉村婦女則除攝食量較少之外，攝取鈣素的來源多屬綠色蔬菜，可能較不易吸收。台灣地區常見的另一問題，是喝牛乳導致腹瀉，這是因為台灣人民普遍缺乏小腸的乳糖分解酵素，因此不能分解、吸收牛奶裡富含的乳糖。這些糖類在大腸發酵，刺激大腸，造成腹瀉排氣，許多婦女因此對牛奶敬而遠之。解決的方法，可以服用鈣片來取代，或是飲用脫脂奶粉或高鈣低乳糖奶粉。這兩種奶粉口味不像全脂奶粉那麼好，但內含的鈣素並不減少，乳糖成分則已部分或全部除去。1c.c.的牛奶含1毫克的鈣素，由高鈣奶粉沖泡而成的，每1 c.c.則大約含2毫克的鈣素。就一般婦女而言，在日常飲食之外，再補充約半公升的牛奶，就可以達到每日攝食1000毫克鈣素的目標。

目前市面上最普遍的鈣片有碳酸鈣及磷酸鈣兩種，前者鈣元素佔總重量的40％，後者約35％，佔的比重都很高，不像乳酸鈣、葡萄酸鈣等鈣片，鈣元素約佔10％左右的重量。碳酸鈣本身是制酸劑（胃藥），有胃酸存在，能促進碳酸鈣吸收，所以通常建議和三餐之一，一起吞服。磷酸鈣與胃酸或三餐較無關聯，可在飯前服用。市面上的

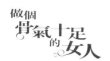

鈣片五花八門,但磷酸鈣多為合成而來,碳酸鈣則許多源自牡蠣殼,在售價上會因為冠上「活性鈣」、「珍珠鈣」等生物性鈣名稱而水漲船高,但其實沒什麼差別。使用者應注意份量的標示,若該種鈣片每片含碳酸鈣500毫克,則其中只含200毫克的鈣素,每日需補充2～3片,才能達到每日鈣素攝取量1000毫克的目標。若標示為每片含鈣500毫克,則每日一片即可。

維他命D

維他命D是骨骼成長與代謝,及鈣素吸收的必需因子。人體內的維他命D可經攝食魚肝或乳類製品內的添加物獲得,但在台灣地區,一般食品或乳製品並未添加維他命D。幸好台灣地區的日照充足,只要偶爾曝曬陽光,就可以自皮膚合成足夠的維他命D,供維持健康的骨骼之用。在都市地區,即使婦女有外出時打陽傘的習慣,一般而言,卻可有足夠的維他命D產量。倒是完全足不出戶的老太太可能發生維他命D缺乏。這裡提到的維他命D,是一種營養素,也是體內可合成的維他命,在藥品製備時是以國際單位(IU)計算,完全沒有陽光曝曬或食品來源的婦女,一天需補充400～800國際單位的維他命D,市面上

的維他命Ｄ及Ａ的油質膠囊，就是每顆內含400～800國際單位的維他命Ｄ。

維他命Ｄ在體內經肝臟處理，再在腎臟活化，變成活化型維他命Ｄ（學名稱為促鈣三醇），就轉成一種類固醇荷爾蒙，只是不像腎上腺皮質製造的糖皮類固醇有消炎、增血糖、血壓的效果；這一種促鈣三醇可強力促進小腸吸收鈣素的能力，並對骨骼的成熟、鈣化，與破骨作用的進行有很強的效果。因為男、女性老化時，腎臟活化維他命Ｄ的能力會衰退，醫界利用促鈣三醇的這些藥效，希望增加鈣素吸收，降低副甲狀腺功能，減緩骨骼流失，並促進骨骼的成熟與鈣化，來治療老年人的骨質疏鬆症。在日本及紐西蘭，醫界的研究顯示，活化型的維他命Ｄ確有增加骨密度與減少骨折率的效果，但過去20年在歐美所做的觀察，則覺得藥效不確定，所以世界骨質疏鬆組織及大部分的歐美國家的藥政當局，並不認定活化型維他命Ｄ對骨質疏鬆症的療效。

中央健保局目前同樣不給予這種用途的給付。一般人在攝食鈣量太多時，小腸會自行管制鈣的吸收。這裡的「管門員」就是減少活化型的維他命Ｄ。反之，鈣攝食量很少時，我們的身體就會活化多一些維他命Ｄ，來促進鈣

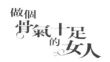
的吸收。病患服用足量的活化型維他命D（例如一天1微克）時，小腸對鈣素就門戶洞開，吸收很多。有一些病患因此發生血鈣過高，噁心不適，甚至昏迷，臨床上叫做「維他命D中毒症」，這一點值得注意。另外一個常見的誤解，是D_2與D_3的迷思。維他命D在自然界以植物性的D_2及動物性的D_3存在。這兩種維他命D的化學構造只有一點差別，它們的效力也都一樣，兩者都必須在肝臟及腎臟活化，才會變成促鈣三醇。一般的民眾認為D_3是活化型，D_2是非活化型，這是受到製造D_3藥品的廠商的有意無意的誤導，以及在日本民眾及醫界將活化型（$1\alpha-OH$）維他命D_3簡稱為 "D-three" 的緣故。

雌激素

　　婦女停經後罹患骨質疏鬆症，主因是停經後體內雌激素的快速減少。其他病因尚包括體重太輕，遺傳決定的骨骼代謝率過快，以及全身性的老化等。最傳統的藥物治療方式就是雌激素與鈣片。雌激素除了能抑制破骨細胞，減少骨量流失外，因造骨細胞仍持續將破骨細胞吞蝕的缺口補進新的骨骼，整體骨量將有小幅度的增加。雌激素亦可減少低密度脂蛋白膽固醇（也就是俗稱的壞膽固醇）的濃

度，並小幅增加高密度脂蛋白膽固醇（也就是俗稱的好膽固醇）的濃度，雖會增加某些人血中的中性脂肪（三酸甘油脂），就整體而言，對老年女性的血管粥狀硬化和心臟血管阻塞具有保健的效益。此外有報告提到雌激素對婦女有預防老年癡呆症的效果，而對停經婦女的熱潮紅、心緒不寧等症狀當然也是第一線的藥物。雌激素有以上的數種效益，但是存在下列的一些反面因素，醫界尚未全面認定雌激素適用於大部分停經後骨質疏鬆症婦女：

1.長期使用雌激素者，乳癌發生率有微小的增加。

2.長期使用者需併用黃體素才不致明顯增加子宮內膜增生及子宮內膜癌的發生率。

3.使用後可能有乳房漲痛感、子宮出血、靜脈栓塞等副作用，前兩者通常在連續服用後一年會緩解。

4.目前尚缺乏大規模的前瞻式臨床試驗，可以證明長期併用雌激素及黃體素，能減少骨密度低下者或骨質疏鬆症病人的骨折發生率。也正因如此，美國藥物食品管理局（FDA）並未核准女性荷爾蒙可以治療骨質疏鬆症，而僅限於預防。

5.目前尚缺乏大規模流行病學調查或前瞻式觀察，可以證明長期併用雌激素及黃體素，確實會減少心臟血管事

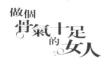

件的發生率。卻是在一個以數千名停經護理人員為對象的數年的觀察研究（HERS），發現原本患有心臟血管疾病的婦女，在使用雌激素的第一年，發生心臟血管事件的機率有增高的傾向。這項研究中，無法得知使用雌激素者骨折率的減少，當然，該研究對象中的婦女，大部分是正常骨骼，用這樣的研究設計來判斷雌激素是否可減少骨折，是不公平的。

因此，對於使用或不使用雌激素，醫師和病人宜做良好的討論溝通，視個人情況再做決定。建議使用較低劑量做為開始治療的嘗試，並定期對乳房、子宮做應有的檢查，以及早發現乳癌與子宮內膜癌，並積極接受治療。

選擇性雌激素受體調節劑（SERM）

由於雌激素有前述的副作用，醫界已於類似雌激素的化學物質中，尋找到可以特別只作用在骨骼、血脂肪及心臟血管，而對乳房及子宮沒有不良作用的成分。這一類的化學物質已上市20年以上，例如治療乳癌的tamoxifene。這一種藥物對骨骼及血脂肪有類似雌激素的作用，但對乳房而言卻有和雌激素相反的作用，所以可以抑制乳癌的增長。可惜的是這一種藥物仍會刺激子宮內膜，造成增生甚

至癌症，所以從未被大規模地用來治療骨質疏鬆症。

10餘年前，禮來藥廠發明raloxifene（商品名鈣穩 Evista），並發現該藥類似tamoxifene可降低乳癌發生率，卻不刺激子宮內膜。在大規模的臨床試驗後，證實這一種新藥可以減少破骨作用，增加骨密度，減少脊柱體骨折的發生率（使用3年降低多次骨折達93％），並減少不好的膽固醇；此外，針對心血管疾病高危險群停經婦女，raloxifene更能明顯降低其發生心血管疾病風險達40％。更重要的是，這一款新藥除不刺激子宮與乳房之外，使用者發生乳癌的機率可減少達84％。雖然具備這些好處，有時病人的熱潮紅症狀會輕微增加但大多數無須停藥。目前醫界較建議此藥使用於本身較無熱潮紅症狀的停經後婦女，亦可併用鈣片來保護骨骼。除熱潮紅之外，服用此藥物，病人幾乎沒有什麼不適感，又能減少乳癌，所以易受歡迎。

雙磷酸類藥物（bisphosphonate）

這一類的藥物具有簡單的基本化學結構，並另外接兩個化學基，在化學上可以說是有機磷酸，但與屬殺蟲劑的有機磷化物完全是兩回事。

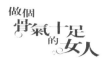

的病人，鮭魚抑鈣素有很好的止痛效果。

造骨促進劑藥物

副甲狀腺素

　　人體的副甲狀腺掌管血鈣濃度的調控、骨骼的成長，以及腎臟排除鈣和磷的量和維他命D的活化。在副甲狀腺發生腫瘤及分泌過多時，病患的破骨細胞會被動員及活化起來，結果是骨骼釋出較多的鈣元素，並減少了骨量。所以臨床上可見到病人血鈣過高，且易有骨質疏鬆。奇妙的是，如果讓骨骼的破骨細胞和造骨細胞每日只有短暫的時間暴露於高濃度的副甲狀腺素之下，則破骨細胞不太會被刺激活化，反倒是造骨細胞的活力會被刺激增高；長期下來，可減少骨骼的流失，細微構造保存良好，而且骨組織會變得健壯。在實驗室裡，對動物一天打一針副甲狀腺素，就可以達到上述短暫暴露的效果。這些事實，在10餘年前就經證實，但副甲狀腺素是小型的蛋白質，不能從人體或動物體大量萃取出來，限制了它的臨床用途。

　　近十餘年來，利用生物科技，藥廠在大腸桿菌或其它細胞內，以基因重組方式大量生產人體副甲狀腺素，才使得大規模的臨床試驗可行，而這樣的臨床試驗也證實了在

3年期間，每日皮下注射副甲狀腺素可以使骨骼量增加，骨密度增加20％，骨折率減少六成，這種能刺激骨骼增加再造的治療法，與前述的抑制骨骼流失的藥物在基本上是很不相同的，未來的研究方向，包括是否能併用流失抑制劑與副甲狀腺素來達到更大的效果，值得拭目以待。副甲狀腺素已在美國上市，在台灣大約要到2003年才會上市。

氟化物

氟化物長期以來被用於蛀牙的防治，直覺上，它或許也應該能抑制破骨細胞的吞蝕作用，但事實上，無論是在實驗室的動物或是人體，氟化物對骨骼的主要作用是刺激造骨細胞並增加骨骼的鈣化，並不抑制破骨細胞。

可惜的是，經氟化物刺激而增生的骨組織，是雜亂無章、脆硬易碎的。所以在臨床試驗裡，骨質疏鬆症患者的骨骼可變多變硬，但骨折率卻不減反增。許多學者相信這些不良的反應是因為劑量使用過大、過久的緣故，所以他們使用口服且於腸胃道中緩慢釋出的單磷酸氟（這是牙膏裡常有的成分），以少量服用，且在每數個月後，就停藥一段時間的方式處理，同時也給病人大量的鈣素來製造骨骼。如此一來，骨骼量在3年之後仍有可觀的增加，而且

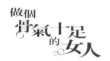

骨折率也降低。因為氟化物的效能尚有爭議，歐洲的法國、德國雖認可，美國的藥品管理局（FDA）卻沒有為它背書，國際骨質疏鬆基金會（IOF）也暫時尚未將它列入治療骨質疏鬆的藥物中。

氟化物是上述的許多藥物中較便宜且方便使用的一種（想想只要吃一些牙膏就可以治療骨質疏鬆症），日後若醫界能夠找出正確的使用方法，證實它有減少骨折的效能，未嘗不是社會之福。

當一個聰明的病人

骨質疏鬆症是一種多病因的慢性病，以藥物治療骨質疏鬆症多少含有晚期治療、亡羊補牢的遺憾。婦女在適當的年齡均應評估是否有罹患骨質疏鬆症及骨折的風險，並及早預防。若骨密度已很低下，或已有骨折，開始用藥物治療仍是必需的，因為骨折可以一再發生，需要預作防範。目前的藥物治療學已很有進展，對抗骨質疏鬆症的利器不只一種，每個病患應該學習和醫師討論，依需要和效益，以保險給付或自費的方式選擇最合適的藥物。日常保健方面，也須慎防意外跌跤，訓練走路的穩定度及肌肉的力量，移除家中絆腳的路障，並使用適當的輔具，如此才

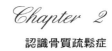

能達到防治骨質疏鬆症的最終目的並減少骨折的發生。

【作者簡介】

學歷：台大醫學系醫學士、台大臨床醫學研究所博士

經歷：台大醫院內科住院醫師及總住院醫師、台大醫院內
　　　科主治醫師、台大醫療檢驗醫學科主治醫師、美國
　　　梅約醫學中心及MD安德森醫院研究員

現職：台大檢驗醫學科教授及主任、台大內科教授、台大
　　　公衛學院流行病研究所教授

專長：內科學、內分泌醫學、生化檢驗學、骨質疏鬆症

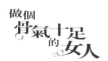

選擇性雌激素受體調節劑演進

文／陳昭姿

　　選擇性雌激素受體調節劑，是一種經設計的雌激素，其特色是在治療骨質疏鬆症的同時，也可確保其對子宮與乳房不具負面影響，對於服用藥物治療骨質疏鬆症的婦女，提供了另一項選擇。

骨質疏鬆症的藥物治療可以選擇合成代謝性藥品，或抗蝕骨作用藥品，前者可能作用在成骨細胞以刺激骨骼生成，後者主要藉著影響蝕骨細胞來抑制蝕骨作用。合成代謝性的藥品很少，曾於臨床上運用的主要是合成代謝性類固醇；抗蝕骨作用的藥品則包括荷爾蒙補充療法的雌激素、選擇性雌激素受體調節劑、抑鈣素、維生素 D、鈣片，以及最近幾年研發上市的雙磷化合物等。平衡療效與安全性的綜合考量之後，截至目前的研究文獻顯示，抗蝕骨作用類藥品的效能較為優異，因此也是骨質疏鬆症藥物治療的重心。

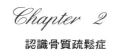
另一種不同的選擇

　　Raloxifene（鈣穩Evista）在1998年經美國藥物食品管理局（FDA）以優先審查的方式通過為新藥，當時的適應症為預防骨質疏鬆症，對象為停經後婦女。Raloxifene屬於選擇性雌激素受體調節劑（SERM），又被稱為經設計的雌激素。它在某些人體組織呈現雌激素作用，而在其他某些組織呈現抗雌激素作用，性質類似第一代的藥品tamoxifene。一個理想的選擇性雌激素受體調節劑在不同的組織應當具備的性質列於表一。Raloxifene在骨骼組織表現出雌激素活性，可以降低蝕骨作用與骨骼轉換率，以提高骨骼密度。

表一、理想的選擇性雌激素受器調節劑的特質

組織部位	雌激素活性	
	作用劑#	拮抗劑*
骨骼	+	-
腦部	+	-
乳房	-	+
脂蛋白	+	-
子宮內膜	-	+
泌尿生殖	+	-

#作用劑：類似雌激素的作用

*拮抗劑：對抗雌激素的作用

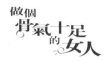

長久以來，雌激素被廣泛地用於停經後婦女，維持骨骼密度與減少發生骨折的危險，它們還能透過影響血脂肪濃度等因素來進一步提供對心臟血管的保護機制，但是短期使用可能反會增加心血管疾病危險。然而許多婦女在服藥時出現了不良反應，例如陰道出血與乳房觸痛，並且憂慮罹患乳癌與子宮癌的機率會因為服藥而增加。Raloxifene 雖然不會提高高密度膽固醇濃度（HDL），但是可以增加骨骼密度，以及降低總膽固醇與低密度膽固醇（LDL）濃度的能力。根據2002年3月的最新報導，針對心血管疾病高危險群停經後婦女，raloxifene能明顯降低其發生心血管疾病達40%。初期研究顯示，raloxifene在乳房組織呈現抗雌激素作用，因此具有預防與治療乳癌的潛力。就此點而言，raloxifene類似tamoxifene。早期的資料指出，比起服用安慰劑（實驗中對照組所服用的無作用藥丸），raloxifene 可以使停經後婦女發生乳癌的機會減少50%。根據相關研究，停經後婦女服用raloxifene所減少的相對乳癌危險值為84%。然而，tamoxifene會提高罹患子宮癌的危險，可是raloxifene在子宮組織卻是表現抗雌激素作用。因此，raloxifene目前看來是此類製劑在雌激素與抗雌激素活性之間取得最佳平衡的一個藥品。有學者認為，

發生乳癌的考量將是傳統荷爾蒙補充療法與 raloxifene 相對優勢的決定因素。當一位婦女罹患乳癌的危險性越高，raloxifene的好處將會越多。根據一項新近的決定分析研究建議，如果一位停經後婦女具有高危險的罹患乳癌機會，而治療目標是增加壽命期待時，raloxifene是較佳的一個選擇。

至於引起子宮癌的顧慮，無論根據動物試驗或早期的研究，raloxifene 的安全性相對較高。Goldstein等人曾經以12個月的觀察時間比較了 raloxifene、雌激素與安慰劑對停經後的子宮內膜影響，他們的結論是，raloxifene不會刺激子宮內膜生長，對子宮內膜厚度、型態與體積的影響與安慰劑類似。Cohen 等人也整合了兩個涵括969位健康的、小於60歲的停經後婦女的隨機取樣、雙盲、以安慰劑為對照的研究資料，此研究為時3年，觀察指標是子宮內膜厚度，如果陰道出血或子宮內膜厚度大於0.5公分，則進一步取樣分析。作者的觀察是，服用raloxifene 3年不會刺激子宮組織生長，也不會造成陰道出血或分泌。其他相關研究結果也有一致的結論，即raloxifene不會提高病人發生子宮內膜癌的機會。相對於tamoxifene在子宮為雌激素作用劑，raloxifene為雌激素拮抗劑，此項差異被認為是同屬

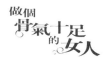

選擇性雌激素受體調節劑的兩個藥品最大的不同點。

有下列病史的婦女禁止使用raloxifene

根據研究，raloxifene比起安慰劑，發生靜脈血栓栓塞的危險性可能會提高約2.5～3倍，例如深部靜脈血栓、肺栓塞與網膜靜脈血栓，有以上病史的婦女因此禁用raloxifene，發生血栓栓塞機會最高的時段為服藥最初4個月。另外，在預期長期不活動（例如手術之後或長久的臥床休息）期間或之前72小時應當停藥，直到病人可以完全恢復活動。旅行的病人應當被提醒要避免較長時間的活動限制。但對黃種婦女而言，靜脈血栓栓塞的發生率是極低的。

Raloxifene 在臨床試驗中最常被觀察到的不良反應包括臉潮紅、腿抽筋，但絕大多數為輕微且無須停藥。與雌激素不同，raloxifene無法有效減輕因雌激素缺乏所引起的臉潮紅等停經症候群（因此這些症狀的改善仍然必須依賴使用傳統的荷爾蒙補充療法），所以，開始服藥時可能反而使原本無症狀的婦女出現臉潮紅。根據臨床試驗，第一次出現臉潮紅的時間通常是開始用藥的最初6個月。不過，另一方面，raloxifene引起陰道出血、乳房漲痛、腹痛

與脹氣的機會，就遠比雌激素加上黃體素組合小得多。Raloxifene 的建議劑量為每日一次，一次60mg，不拘餐前餐後。

Raloxifene是一個具選擇性的雌激素受器調節作用劑，它在某些組織具有雌激素活性，例如骨骼與脂肪，又在某些組織呈現抗雌激素活性，例如子宮與乳房。考量這樣的組織選擇性，促成了藥品在臨床研究上的方向：預防與治療骨質疏鬆症，同時確認其對子宮與乳房不具負面影響。前者擴展了醫界對抗防治骨質疏鬆症的武器，後者減輕了主要病人群—停經後婦女對於以傳統荷爾蒙療法方式預防骨質疏鬆最大的隱憂—發生子宮與乳房癌症的機會增加。

【作者簡介】

學歷：台灣大學藥學系畢、美國加州大學舊金山分校進修
　　　臨床藥學、日本慶應大學進修醫院藥局管理

經歷：台大醫院藥品諮詢中心藥師

現職：和信（前孫逸仙）醫院藥劑科主任

著作與編輯：基層醫療保健藥品手冊、每月一藥專欄作
　　　　　　者、藥師說藥、家庭用藥小百科、對抗癌症系列

3

生活保健

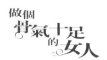

預防骨質疏鬆症飲食

文／鄭金寶

　　預防骨質疏鬆症最簡易的方法，就是從自己的日常生活著手，培養良好的飲食習慣，攝取足夠的鈣質並減少骨質流失的情形；不當的飲食習慣及過度節食、減肥都可能導致骨質的流失，造成骨質疏鬆症。

由於醫療科技的進步，人類壽命普遍提高，亦即台灣已進入老年化的社會，男女性平均壽命分別可達75～78歲，令人擔憂的是老年性骨質疏鬆症也相對地增加（骨質疏鬆症佔全世界重要公共衛生課題一半以上，估計至2050年，全世界骨鬆症引起的骨折，將佔極高的比率），一旦發生骨折，所導致的併發症的花費不貲，勢將造成社會負擔，因此如何預防骨鬆症的發生是值得注意及防範的。

　　由美國威斯康辛大學家醫科在2000年的一篇報導指出：針對449位年齡18～65歲的女性，在健康檢查時，醫療人員是否問及提供有關骨質疏鬆症或鈣質攝取的相關資訊，發現有46％被問到骨質疏鬆症，51％被問及鈣攝取情形，61％被問及骨質疏鬆症或鈣攝取情形（但其中也有一家診所能對90％以上的檢查者提及骨鬆症），由以上訊息

得知骨鬆症是容易被疏忽的，由臨床上常見的是病患發生骨折，經由 X 光檢測，才發現已嚴重的骨質流失，評估其飲食攝取情形，每天鈣質攝取未達400毫克的不在少數。

根據國民營養調查指出：國人鈣質攝取普遍不足（表一），而飲食習慣是從小就慢慢養成的，來自家庭的習慣不易更改，尤其是目前的社會型態，早餐不吃、午餐外食、晚餐則應酬大吃，鈣質的攝取易被疏忽。因此，如何提高鈣質的攝取，實是刻不容緩。

＜表一＞台灣維他命與礦物質的每日建議攝取量

中華民國行政院衛生署，1993年		
年齡層或特定群	鈣建議每日攝取量	
	女性	男性
6個月以前	400mg	400mg
6個月-7歲	500mg	500mg
7-10歲	600mg	600mg
10-13歲	700mg	700mg
13-25歲	800mg	700mg
25-70歲	600mg	600mg
懷孕第二、三期與哺乳期	+ 500mg	

#適用一般中國人，但不適用於早產兒、先天性疾病、慢性病或長期服用藥物者；年輕人、老年人、停經後婦女和孕婦，由於生理狀況特殊，可酌量增加攝取量。

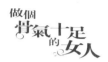

保健骨質的飲食原則如下：

一、確保足夠的鈣質攝取

　1.提高鈣質的攝取量

　2.注意影響鈣質吸收的因素

二、減少體內鈣質流失

以開源節流的方式，使鈣質能確實儲存於體內，建構好的骨架。

確保鈣質的攝取量

鈣質是必須每天由食物提供、身體無法製造的營養素，食物中富含鈣質的動物性食物有：魩仔魚、蝦皮、金鉤蝦、條仔魚、鰻魚罐頭；植物性食物有：豆腐、味噌、豆類、杏仁、芝麻、莧菜、芥菜等，搭配適當烹調方法，可使食物中的鈣質釋出，如：熬大骨湯時，加入適量的醋或是動植物性食物一起烹調，不但可以增加鈣質的攝取，也可以增加其吸收率。

食物中除了鈣質之外的營養素也會影響鈣質的吸收，例如乳糖、維他命Ｄ、纖維素植酸、草酸及磷等，各有其正、負面的影響。

乳糖

　　很多朋友不敢喝牛奶，是由於無法消化牛奶中的乳糖的關係，乳糖進入體內，在乳糖酵素的協助下，可與鈣質形成複合分子，而幫助鈣質的吸收，若是經過長期沒喝牛奶，突然喝牛乳者，腸道會因沒有足夠的乳糖酵素來分解乳糖，而引起腹瀉、腹脹等不適，也會影響鈣質的吸收。此時，建議改喝優酪乳或從少量的牛乳開始，由20c.c.到40c.c.，再慢慢加量，大都可以適應，因為優酪乳中的乳糖約有30％被分解了，比牛乳中的乳糖含量較低，且其中含有的乳酸菌，會改變腸內的細菌分布，有利鈣質的吸收。

維他命 D

　　維他命 D 是脂溶性維生素，也是唯一一種體內可自製的維生素。先驅維他命 D，需經陽光照射且在正常的腎、肝功能作用下，才能轉化成活性型維他命 D，也才會刺激腸壁細胞分泌一種結合鈣質的蛋白質，而幫助鈣質的吸收，因此，預防骨質疏鬆症也應注意曬太陽、運動等其它相關因素，尤其是老年人體內維他命 D 的合成量較為不足，應注意補充。

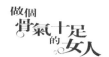
纖維素

食物中的纖維，會影響鈣質的吸收，由於近年來，營養學界鼓勵多食蔬果，以預防大腸癌及心血管性疾病；但是過度攝取蔬菜等高纖維食物會與鈣結合成複合物，而降低腸道中鈣質的吸收。

草酸與植酸

植物性食物中常合有草酸與植酸，皆會與鈣質結合成為不溶解的鈣鹽，而排出體外，例如：菠菜中的草酸會與牛奶中的鈣質結合，而使牛乳中豐富的鈣質無法被吸收，一般人常誤以為菠菜與牛奶一起吃會引起腎結石，其實，在腸道中菠菜中的植酸與牛奶中的鈣質結石，會隨糞便而排出，引起腎結石的機率相較低很多。

磷

磷與鈣都是合成骨骼的重要成份，對人體而言，食物中最佳的鈣、磷比是1:1，如此才能維持適當的代謝，有利骨質的形成。目前的飲食習慣，不少為加工食品，如碳酸飲料及一些速食品，含有很多的磷酸鹽，可促進鈣質排出，若經常食用速食或碳酸飲料等，則一般成年人的600

毫克建議量，顯然是不夠的，因此，建議應減少食用加工
產品或速食品，以免增加體內鈣質流失。

　　至於咖啡或含咖啡因的飲料，如茶、巧克力、可樂等
都會促使鈣從尿液中排出，若能在咖啡或茶中，加入牛奶
則稍微可彌補其缺失。過度攝取鹽份，也會抑制鈣的吸
收，因此，很多罐頭食品，醃製品、醃肉、香腸、臘肉等
都是含鈉量很高的東西，應盡量避免。

　　總之，預防骨質疏鬆症應維持足夠鈣質的均衡飲食，
每類食物都應該攝取，除注意鈣質的攝取足夠，也應多注
意少鹽、少咖啡及少喝酒、少抽菸、少加工品等，其它如
鋅、銅、錳等微量元素，也是構成骨組織的必需物質，同
樣必須由食物來源供給，含錳的食物有豆類、堅果類、全
穀類及綠葉蔬菜，含鋅食物有海鮮貝類、胚芽、肝臟及蛋
黃，而含銅的食物有堅果類、豆類、內臟、瘦肉及海產
類。

　　從日常的飲食生活當中，多注意食物的選擇、搭配及
適當的烹調方式，想達到衛生署的建議量並非難事。

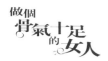

飲食設計示範菜單

對象	男性：170公分、65公斤、中等工作量 每日所需熱量約為2000大卡				
飲食內容	低脂鮮奶1杯，蔬菜3碟，水果3份，主食類15份 肉類7份，油脂類5份				
早餐	低脂鮮奶1杯 全麥吐司三明治1份 起司1片 蕃茄、小黃瓜、苜蓿 芽適量 奇異果1個	午餐	擔子麵1碗 鳳梨1片 豆腐1塊 滷海帶2片 燙莧菜1碟 紫菜蛋花湯 （蛋半個）	晚餐	胚芽米飯1.5碗 芝麻雞塊 香瓜（中）1個 五彩蒟蒻 炒芥蘭菜1碟 乾煸魩仔魚湯

不當飲食易造成骨質疏鬆症

對於減肥的朋友而言，減少攝食量及增加運動量是不二法門，然而運動量的增加，同時也是維持骨質密度的方法之一；但是攝食量的降低卻是需要注意食物的內容為何？鈣質含量足夠嗎？過度節食是否會發生骨質疏鬆症等問題。

坊間的減肥方法，通常強調快速，一星期可瘦3公斤，簡單分析其食物內容，大都是偏頗不均衡，短時間食

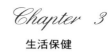

用影響較小，若是長時間則難保不發生缺失，雖然體重下降了，但潛伏性的骨質疏鬆症卻悄悄登門，實在不可掉以輕心。建議注意以下事項：

一、增加低脂牛乳、低脂起士、優酪乳、奶製品或豆腐等於菜單中，如起士義大利麵、優酪乳、水果等。

二、熬煮大骨、雞骨時，加醋以幫助鈣質釋出，增加湯汁中的含鈣量。

三、煎鮖仔魚酥、小魚乾時，可加檸檬以幫助鈣質的吸收。

四、動、植物食材搭配烹煮，以增加鈣質的含量，如紫菜鮖仔魚蛋花湯。

五、以牛奶取代水，做為烹調，如蒸蛋加牛奶，紅燒牛腩烹煮時加入牛奶。

六、搭配海藻類，變化菜色，如：牛蒡芝麻海帶、海苔酥肉鬆。

七、香菇使用前，先以日曬1小時後再烹煮食用，因為香菇經日光照射後，可轉化其維他命D的型態，對鈣質的吸收較有幫助。

骨質疏鬆症是屬於可預防的疾病，多注意飲食中含鈣質的食物，適當的搭配，年老時健步如飛並非難事。

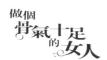

【作者簡介】

學歷：輔仁大學食品營養碩士

經歷：台北醫學大學兼任講師、台北營養師公會理事

現職：台大醫院營養部副主任

專長：減重、糖尿病及骨質疏鬆症之營養諮詢

著作：怎樣瘦身最健康、早餐100分、骨質疏鬆症的飲食
治療；吃出聰明（譯）；糖尿病友自由吃、糖尿病
友的甜頭、家庭營養師（以上為合著）

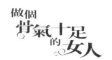

養生藥膳十帖

文／陳潮宗

　　骨質疏鬆症的預防需從日常飲食著手，而已患有骨質疏鬆症的病患，更應注意營養的攝取，這與中醫的藥膳食療有著異曲同工之處，此外，中醫對於骨質疏鬆症的療法尚有針灸與推拿，但病患需先與醫師討論自己是否適用。

骨質疏鬆症與中醫的疾病「虛勞」或「骨痿」相類似。中醫認為是氣血不足，長期過度勞動，或大病之後，引起腎精虧損，使骨髓枯減所致，它的病理機轉主要與腎虛有關，根據典籍記載（素問‧通評虛實論）「精氣奪則虛。」（素問‧宣明五氣篇）「五勞所傷，久視傷血，久臥傷氣、久坐傷肉、久立傷骨、久行傷筋。」再根據中醫「腎主骨，生髓」之論。若腎精足，則骨髓的生化有源，骨骼能得到髓的充分滋養而堅強有力；相反地，若腎精少，骨髓的化源不足，便不夠營養骨骼，就會出現骨骼脆弱無力的結果，臨床表現為腰背酸軟、疼痛、雙下肢乏力、關節酸痛…等等，這就是骨質疏鬆症的主要徵狀。

　　《醫門法律‧虛勞門》也記載：「飲食少則血不生，

血不生則陰不足以配陽，勢必五臟齊損」，「肝腎同源，腎虛肝亦不足，肝陰不足筋脈拘留所急」。就因為中醫講腎主骨，腎虛則骨不壯，筋不強，所以骨質疏鬆症患者容易發生骨折，另外，腰為腎之府，腎虛則腰痛，而骨質疏鬆症的臨床症狀以腰痛為主，病因也與腎虛有關，原因在此，所以中醫治療骨質疏鬆應以調補肝、脾、腎三臟為主要方法。

臨床分型

中醫的觀點將骨質疏鬆分成四類型，即「脾氣虛型」、「腎陰虛型」、「腎陽虛型」及「肝腎陰虛型」。

脾氣虛型

主症：腰脊酸軟，疼痛，四肢乏力，食欲不振，食後胃腹脹滿，大便溏薄，少氣懶言，面色萎黃，舌淡苔白，脈來緩弱。此類型多為身材細瘦，有偏食習慣之人。

治法：益氣健脾。

方藥：參苓白朮散加減。即四君子湯補氣健脾為主，再配以山藥、扁豆、薏苡仁、砂仁等胃滲濕之品，以為標本兼顧。

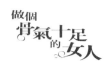

加減法：飲食欠佳、胃腹不適者，可加山楂、厚朴、麥芽等等。

腎陰虛型

主症：腰膝酸軟、頭暈目眩、耳鳴耳聾、健忘、咽乾舌燥、脈細、五心煩熱、盜汗顏紅，此類型為女性在更年期後骨質輕微疏鬆者。

治法：補腎滋陰降火。

方藥：六味地黃丸加減。即熟地黃、牡丹皮、山萸肉、白茯苓、淮山藥、澤瀉。

加減法：腰酸膝痛者，可加杜仲、牛膝。

腎陽虛型

主症：腰膝酸冷，疼痛，精神不振，形寒肢冷，小便清長，面色皎白，脈細無力，舌淡苔白。此類型常伴有退化性關節炎，可見日間上午疼痛輕、下午晚上則疼痛重。

治法：溫補腎陽。

方藥：右歸丸加減。即熟地黃、肉桂、附子、山茱萸、山藥、杜仲、枸杞子、兔絲子、鹿角膠、當歸。

加減法：腰酸膝痛者，加牛膝、續斷、何首烏。

Chapter 3

生活保健

肝腎陰虛型

主型：腰膝痠軟、脅痛、五心煩熱、頭暈目眩、失眠、耳鳴如蟬、咽乾口燥、舌紅少苔、脈細數。此類型為女性在更年期後骨質疏鬆症嚴重者。

治法：滋補肝腎。

方藥：杞菊地黃丸加減。即熟地、山茱萸、淮山藥、茯苓、牡丹皮、澤瀉、枸杞子、乾菊花。

加減法：腰酸膝痛者，加巴戟天、鎖陽、肉蓯蓉。

中醫的治療多由補腎著手

常選用的藥物	常用的中藥方劑
熟地、山茱萸肉、何首烏、枸杞子、龜板、杜仲、巴戟天、淫羊藿、山藥、胡桃肉、懷牛膝、鹿角膠等、紫河車、覆盆子等	加味青娥丸、龜鹿二仙膠等
此外，也可併用針灸、食療及運動增強骨骼健康，但無論使用那一種治療，須先與醫師討論後再選用，請勿擅自購買服用，以保證安全與效用。	

10道藥膳食療

骨質疏鬆症的最主要原因為鈣質流失過快，補充又不

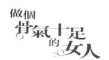

足所致，因此宜從健脾補肝腎與補充可吸收的鈣質著手。

黑豆排骨湯

材料：黑豆600公克、尾冬骨600公克。

作法：⑴黑豆用水洗淨，加入8杯水浸泡隔夜。

⑵尾冬骨切成適度的小塊，略微拍碎，用沸水燙洗
後，以除去血水及肉腥味。

⑶將⑵之尾冬骨加入⑴之黑豆中，於快鍋中煮10分
鐘即可熄火，待鍋中蒸氣壓力消失後，開啟鍋
蓋，加入少許鹽調味即可。

功效：活血利水、祛風解毒、補肝腎、壯筋骨、滋陰潤
燥。

適用：腎虛精虧、腸燥便秘、老人肝腎不足之腰膝軟弱、
預防骨質疏鬆症等症者，可食用。

芝麻丁香魚乾

材料：丁香魚乾600公克、黑芝麻37.5公克、薑、蒜頭、
糖、沙拉油少許。

作法：⑴丁香魚乾洗淨，撈起放入盤中浸置30分鐘，使水
分充分滲入魚中。

⑵黑芝麻放入鍋中以小火略炒。

⑶薑洗淨後，用刀背壓扁後切片。蒜頭拍扁後剝去外皮。

⑷熱鍋之後，加入二茶匙沙拉油，油熱後加薑及蒜頭爆香，再加入⑴洗淨的丁香魚乾，炒至熟透後，再加入少許醋，之後加糖及醬油，改用小火炒勻至味道入味後，再將⑵之黑芝麻倒入拌勻，放冷後即可使用。

功效：入腎益精、脾益氣補血、祛濕、生津潤腸。

適用：鬚髮早白、腰腳無力、大便燥結、骨骼發育不全、骨質流失引起的骨質疏鬆症、及老人骨骼鈣化等症者，適宜食用。

百合蓮子湯

材料：百合６公克、乾蓮子６公克、桂圓二顆、冰糖少許（為一次之食用量，可依此比例一次煮一鍋，再分多次食用）。

作法：⑴百合用水洗淨，放入盤中浸置，使水分充分滲入百合中。

⑵乾蓮子洗淨，浸於水中1小時。

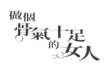

(3)將百合、乾蓮子和水一起放入鍋中，再放入去殼
之桂圓肉及適量之冰糖，放入電鍋中，加半杯
水，煮至開關跳起，即可食用。

功效：潤肺止咳、清心安神、補心脾益腎、補氣血、澀腸。

適用：脾虛泄瀉、失眠、健忘、遺精、骨質疏鬆症兼有手
腳冰冷等症者，可食用。

杜仲補髓湯

材料：杜仲30公克、豬尾骨（即豬尾巴）250公克，黑豆
20公克、鹽、生薑、水、酒適量。

作法：(1)黑豆用水洗淨，加入8杯水浸泡隔夜。

(2)豬尾骨切成適度的小塊，略微拍碎，用沸水燙洗
後，以除去血水及肉腥味。

(3)將(2)之尾冬骨及杜仲加入(1)之黑豆中，於快鍋中
煮10分鐘即可熄火，待鍋中蒸氣壓力消失後，開
啟鍋蓋，加入少許鹽調味即可。

功效：補肝腎益髓、益精、強筋骨、益腰膝、除痠痛、活
水。

適用：腎虛腰背痠痛、腿膝軟弱、小便餘瀝、骨質疏鬆症
兼有陰下濕癢等症者，可食用。

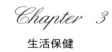

烏雞海參湯

材料：烏骨雞約1/4（不須去骨），海參50公克、黑棗二梅
（去核），水、酒適量。

作法：⑴烏骨雞切成適度的小塊，用沸水燙洗，以除去血
水及肉腥味。

⑵海參洗淨備用。黑棗洗淨並去核。

⑶將所有材料全放入燉盅內，加入適量水，大火滾
10分鐘後，再燉4小時左右，加入調味料即可。

功效：補肝腎、養血潤燥、壯筋骨。

適用：腰膝痠軟、肝腎陰虛所致的遺精、白濁及骨質疏鬆
症兼有精血虧損、虛弱勞怯等症者，可食用。

素補粥

材料：胡桃肉50公克、黑豆20公克、蓮子20公克、海帶10
公克、淮山（山藥）50公克、黃豆30公克、巴戟天
10公克、鎖陽5公克（以上兩項須以紗布包好）。

作法：⑴黑豆、黃豆用水洗淨，加入8杯水浸泡隔夜。

⑵乾蓮子洗淨，浸於水中1小時。

⑶將所有材料全放入燉盅內，加入適量水約
1000c.c.燉煮，熟後加入調味料即可。

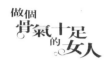

功效：補脾肺、溫腎助陽、益筋骨、益氣養血、祛風濕、
　　　補腦益精、潤燥滑腸、生津止渴。

適用：脾虛泄瀉、腎虛陽痿、頭暈耳鳴、風濕痺痛、腰膝
　　　痠軟、水腫腳氣、骨質疏鬆症的老人兼有氣血虛
　　　弱、便秘等症者，可食用。

肉蓯蓉豆豉湯

材料：乾豆豉60公克、蘿蔔50公克、小芋頭5個、白豆腐
　　　100公克、肉蓯蓉8公克、乾魚片15公克、蔥、鹽、
　　　醬油、香油適量。

作法：⑴肉蓯蓉以2碗水熬煮至1碗水。

　　　⑵將乾魚片加入⑴藥汁中煮。

　　　⑶豆豉壓碎，蘿蔔切絲，小芋頭切絲，一併放入⑵
　　　煮熟，以調味料調味，放入白豆腐，再加少許蔥
　　　花，離火，加香油即可。

功效：健脾益氣補血、收斂止瀉、驅風下氣、補肝腎、壯
　　　筋骨。

適用：虛寒瀉痢、心腹滿悶脹痛、腰膝軟弱及骨質疏鬆症
　　　兼有消化不良等症者，可食用。

蜜豆奶

材料：鮮奶600c.c.、豆漿600c.c.。

作法：⑴鮮奶與豆漿調和。

⠀⠀⠀⠀⑵每日調服３次。

功效：益氣養血、養肺陰、益胃、生津止渴、潤腸道、澤
⠀⠀⠀⠀肌膚、潤燥消水。

適用：氣血虛弱、反胃噎膈、消渴便秘、肺燥咳嗽、口腔
⠀⠀⠀⠀潰爛、中毒急救及骨質疏鬆症…等，可食用。

杏仁牛奶凍

材料：杏仁霜４湯匙、糖60公克、奶粉145公克、洋菜１／
⠀⠀⠀⠀４條、櫻桃4顆。

作法：⑴在鍋中放5杯水、洋菜剪碎放入鍋中用小火煮至
⠀⠀⠀⠀均勻溶解，放入杏仁霜、奶粉、糖拌勻。

⠀⠀⠀⠀⑵再倒入模型溶器，待冷卻成型後，倒扣入盤中擺
⠀⠀⠀⠀上櫻桃，即可食用。

功效：補虛弱、養肺陰、益胃、潤腸通便、鎮咳祛痰、降
⠀⠀⠀⠀氣定喘。

適用：久病體弱、氣血不足、便秘、咳嗽、骨質疏鬆症兼
⠀⠀⠀⠀有上氣喘促等症者，可食用。

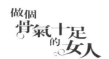

什錦高鈣火鍋

材料：熟地8公克、杜仲8公克、莧菜600公克、豬肉薄
　　　片300公克、豆腐2塊、茼蒿600公克、香菇75公
　　　克、鮖仔魚60公克、海帶300公克。

作法：⑴將熟地、杜仲加水燉煮，當作湯底。

　　　⑵將所有材料洗淨，切成易於食用之大小。

　　　⑶以中火煮開湯底，隨興放任材料，待煮熟即可食用。

　　　⑷沾料可用芝麻豆腐醬或醬油醋。

功效：滋腎養陰、補骨填髓、食慾不振、潤燥消水腫。

適用：肝腎不足、血虛精虧、腰膝痠痛、腿膝軟弱、骨質
　　　疏鬆症兼有小便不利及便秘等症者，可食用。

其他輔助療法

　　有關中醫的其他輔助治法，敘述如下：

　　一、針灸：手法宜補多灸少針。取腎俞（腎主骨）、
氣海（在臍下，有強壯作用）、足三里（補脾胃）、太谿
（腎經輸原穴）、三陰交（補充女性賀爾蒙）、大杼（八會
穴、骨會大杼）、絕骨（八會穴，髓會絕骨）等穴，每日
一次，留針30分鐘。

　　氣海、腎俞、足三里三穴可加艾條灸。

二、耳針療法：取腰骶椎區、神門、皮質下，腎上腺，留針20分鐘，每日一次。

三、推拿療法：先以溫熱敷，減輕腰痛症狀，宜用輕柔手法，點按、按揉摸、推擦、理筋為主，可經穴按摩，推脊，搖晃叩擊。不用扳法，切忌動作粗暴。有壓縮性骨折病歷者更應小心輕柔避免加重傷情。

四、練功療法：選擇練功療法需結合患者傷情而定，以在戶外為宜，可適當活動四肢及被動配合活動，也可作氣功及太極拳。

【作者簡介】

經歷：中醫師特種考試74年及格、省立花蓮醫院中醫師

現任：陳潮宗中醫診所院長、台北市立和平醫院中醫主治醫師、中華民國中醫師公會全國聯合會常務理事、台北市中醫師公會常務理事、全國聯合會中醫會訊總編輯、中國中醫臨床醫學會常務理事

專長：過敏氣喘、婦人更年期、骨科

著作：筋骨酸痛自療法、過敏氣喘四彎風、四季養生小偏方、中醫雞尾酒減肥法

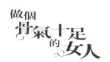

如何正確補充鈣片？

文／陳昭姿

補充鈣質是預防及治療骨質疏鬆症的重要方法之一，但要確實地發揮它的效能，就必須了解它的化學性質、人體對它的吸收狀況及是否會產生副作用…等因素；唯有正確的補充鈣片，才可避免不良的反應並且發揮其功效。

鈣離子是人體內含量最豐富的礦物質，對於骨骼密度、牙齒的完整性、神經細胞的刺激、肌肉的收縮，以及促進血液凝結，為不可或缺的成份。鈣離子也是人體內許多催化新陳代謝作用的酵素輔助因子。不少研究者認為，多攝取鈣離子有助於本態性高血壓的治療，並且有証據顯示，鈣離子可能對結腸癌是一項保護因子。至於近年來與鈣離子相關的、最熱門的訊息焦點則是骨質疏鬆症。學者專家們的一項訴求或想法是，補充鈣離子為預防或治療骨質疏鬆症的重要方法之一。

你需要補充鈣離子嗎？

　　因為人體無法製造鈣離子，必須從食物中攝取，當來自食物的攝取量不夠，可能就必須額外補充，服用俗稱的鈣片，比較正式的名稱是鈣離子補充劑。服用鈣片的目的在於補充鈣離子，除了一些緊急情況，或不能口服吞藥以外，鈣離子缺乏的預防與治療，都可以使用口服鈣片，不需要打針。世界各國衛生主管機關或是學術機構，都為他們的人民訂有維他命與礦物質的每日建議攝取量，因為國情、生態環境、飲食習慣等考量因素不同，所以各國的數字標準並不一致。關於鈣離子部分，先進國家如美國的建議每日攝取量如表一，台灣的標準則是由行政院衛生署定期公告修定（表二，1993）。此外，根據文獻，加拿大的標準為：19～49歲女性為每日700mg，男性與停經後婦女為每日800mg。這些資料顯示，台灣的專家學者訂定的標準確實比美國、加拿大保守得多。

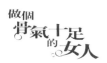

〈表一〉美國維他命與礦物質的每日建議攝取量

美國國家衛生機構，1994年	
年齡層或特定群	鈣建議每日攝取量
0-6月	400mg
6-12月	600mg
1-10歲	800mg-1200mg
11-24歲	1200mg-1500mg
25-50歲女性	1000mg
停經後婦女	1000mg-1500mg
成年男性	800mg

〈表二〉台灣維他命與礦物質的每日建議攝取量

中華民國行政院衛生署，1993年		
年齡層或特定群	鈣建議每日攝取量	
	女性	男性
6個月以前	400mg	400mg
6個月-7歲	500mg	500mg
7-10歲	600mg	600mg
10-13歲	700mg	700mg
13-25歲	800mg	700mg
25-70歲	600mg	600mg
懷孕第二、三期與哺乳期	+ 500mg	

鈣離子與骨質疏鬆症

鈣離子被人體吸收以後，99%都存放在骨骼。骨質密度與骨骼強度關係密切，深深影響人們罹患骨質疏鬆性骨折的機率。骨骼的成型與再塑就是仰賴蝕骨作用與成骨作用持續不斷地循環輪替。許多治療骨骼病症的藥品，包括以動情素為主的荷爾蒙，可以簡單區分為兩類：抑制蝕骨作用與刺激成骨作用。其中鈣離子與維他命D被歸類為能夠抑制蝕骨作用的藥品。根據最新的研究資料顯示，對於骨質疏鬆症，無論採取何種療法，鈣離子的補充永遠有幫助，亦可合併維他命D服用，尤其是老年人。

市面上的鈣片都一樣嗎？

鈣離子是屬於陽性離子，不能單獨存在，所以都做成鹽類，市面上可以見到的鈣鹽種類至少包括碳酸鈣、檸檬酸鈣、乳酸鈣與葡萄糖酸鈣等。是不是所有的鈣鹽都一樣？應當如何選擇呢？

通常有兩個重要因素可以用來比較鈣片：同單位的重量可以提供多少鈣元素，以及藥品的吸收利用情形。當然，對於可能長期服用的藥品，尚需考慮價錢與口味。同單位的重量可以提供多少鈣元素？考量這件事的意思是，

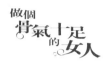
我們需要吞服多少顆的藥片才能達到預期補充量？如果以相同重量計算，要得到等量的鈣，通常以服用碳酸鈣最為理想，如此可以比其他種類的鈣片服用更少的顆數，價格相對也比較便宜。但是，除了重量比，吸收能力也十分重要。

如果考慮腸胃吸收情形，不同的鹽類可能有差異。因為吸收之前必須先崩散、溶解，所以溶解度好的鈣鹽產品就會強調這項優點，根據文獻，溶解度較好的鈣鹽包括檸檬酸鈣、乳酸鈣與葡萄糖酸鈣。事實上，一旦需要補充鈣離子，每日服用的方便性、味道等都會影響服藥意願。另外，有些產品作成咀嚼錠，有些產品做成發泡錠，咀嚼錠的目的是讓藥片加快崩散，以便吞服後在胃液進行溶解，發泡錠則是確定在吞服以前，藥品已經完成崩散、溶解，可以從腸胃道直接吸收，省略了前兩個步驟。

根據文獻，胃酸分泌正常的人，吸收鈣離子的能力約在20%左右。如果擔心胃酸分泌不足，尤其是老年人，應該選擇溶解度好的產品。另外有些研究指出，容易有腎結石的人也可以選擇溶解度好的鈣片。可以一個簡單的試驗來了解所購買產品的溶解度：將藥片放在約 180c.c.的白醋，如果30分鐘內還不溶解，大概也反映藥品在胃內的情

形。就溶解的觀點而言，發泡錠是最沒有疑慮的了。

食物會不會影響鈣的吸收？

　　根據研究，碳酸鈣與食物併服時，吸收可以增加20%，不過檸檬酸鈣受到的影響似乎不明顯；活性維他命D可以幫助鈣離子的吸收。總之，食物中的酸性養分，包括酸性氨基酸與醣類，可以幫助鈣鹽吸收，但鹼性成份則會阻撓其吸收。另外也有些成份則是容易與鈣形成不解離的化合物，可能會妨礙吸收，例如草酸（富含於菠菜、大黃、花生）、植物酸（富含於麥麩、全穀類），燐（富含於乳酪製品）等。

服用鈣片是否有副作用？

　　長期服用鈣片是否安全呢？1980年代，美加地區曾出現鈣片熱，幾乎每一家藥局都擺滿了各種廠牌與來源的鈣鹽。當時有人發現，某些產品被重金屬污染，例如鉛與鎘。容易發生鉛中毒的人包括相對體格較小的孩童，與長期大量服用的成年人。根據當時加拿大醫學期刊的報導，鉛含量最高的為骨粉，其次是牡蠣殼或白雲石製劑，鉛含量最少的即是精製過的碳酸鈣錠劑。不過，這已經是10年

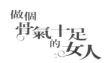
前的事了。民眾選擇廠牌時，可以多請教醫師或藥師，何種牌子的信譽較可靠？另外，某些鈣鹽可能與其它營養成分、電解質或維他命做成複方產品，基本上就鈣離子部分的考量，包括療效及副作用，與單方相同。但是如果有使用其他成分的禁忌，例如腎功能不好時宜限制某些電解質攝取量，含此成分的複方產品就必須另外評估。

服用鈣片最常見的副作用是便祕，所以應該多喝水，嚴重時可以使用軟便劑。其他副作用還包括腹脹與脹氣等。如果長期過量攝取可能引起高血鈣症，曾被報導的案例包括出現腎結石、厭食、噁心嘔吐、與眼毒性等，一般口服藥片，遵守其指示劑量服用，很少發生重大不良反應。

碳酸鈣在早期被歸類為製酸劑，即俗稱的胃藥。現在我們知道，碳酸鈣不是理想的胃藥，因為它會被吸收到血液內，產生全身性作用，並且容易在停藥以後發生反彈性的胃酸分泌增加。相對的，多數現在採用的胃藥基本上不吸收，只留在胃腸道中和胃酸發揮作用。

吃鈣片要注意什麼？

服用鈣鹽，如果鈣含量超過400～500mg（某些研究

認為這是單次吸收的上限值），可以將每天總量分成數次，於飯後1小時內吃藥。至於食物中如果含有前述會妨害鈣吸收的成份，應當設法間隔兩小時服用。鈣片有時可能會與其它藥品產生交互作用，包括在腸胃吸收的階段與進入體內之後的影響。例如當四環素與鈣片一起服用時，會互相結合而減少吸收，兩種藥品服藥時間應該錯開至少兩小時，並且先服用四環素。常用來降低血壓或治療心絞痛的鈣離子拮抗劑，如果與鈣片併用，藥效可能減弱。水溶性高的製劑，例如檸檬酸鈣，則適合於餐間服用，不一定需要隨餐吃藥。

為了避免不良反應或加強藥效，服用鈣鹽的病人應該注意以下事項：（一）若出現厭食、噁心嘔吐、便秘、腹痛、口乾、口渴或多尿（以上為高血鈣症狀），應當告訴醫師；（二）多數產品隨餐服用可以幫助吸收；（三）除了發泡錠已事先溶在水裡之外，服用藥片時應該喝一大杯水，約至少240c.c.左右。

鈣離子是生命中不可缺乏的元素，因為人體無法製造，必須從外攝取。鈣攝取量的多寡建議，各個國家有所不同，但是，明顯有提高的趨向。自從老化性疾病－骨質疏鬆症的盛行與研究熱，無論是發病後或未雨綢繆，鈣離

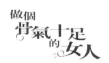

子的補充，受到更多重視，包括醫療界與民眾。鈣鹽的種類不下十種，功能相同，主要的差異為吸收效能與鈣含量。劑型上的特色則在一般口服錠之外還有咀嚼錠與發泡錠。某些藥品與成份會抑制吸收，兩者應當錯開服用。大體而言，鈣片可以隨餐服用。只要依照建議量，副作用輕微，主要是便秘，可多喝水或服用軟便劑克服。

【作者簡介】

學歷：台灣大學藥學系畢、美國加州大學舊金山分校進修臨床藥學、日本慶應大學進修醫院藥局管理

經歷：台大醫院藥品諮詢中心藥師

現職：和信（前孫逸仙）醫院藥劑科主任

著作與編輯：基層醫療保健藥品手冊、每月一藥專欄作者、藥師說藥、家庭用藥小百科、對抗癌症系列

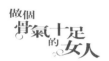

預防骨質疏鬆症運動原則 文／蔡文鐘

　　適當的運動可促進骨質生長，減緩骨質流失，而達到預防骨質疏鬆症的效果；不但骨質密度正常者應積極運動，以強化骨質生成；骨質疏鬆者更應多加運動，以增進身體的平衡感及反應力，避免因跌倒而導致骨折。

　　一般人約在30歲時骨密度會達到顛峰，之後骨質便會以每年1～2％的速度流失，女性到了更年期由於荷爾蒙的變化，骨質流失會加速（每年以3～5％的速度流失）。而骨質流失則會使骨質密度迅速下降，病人發生骨折的機會大增。所以完整骨質疏鬆的預防及治療，從青春期起便應開始積極儲蓄骨本，而年老或停經後則應避免骨質大量流失。若已罹患骨質疏鬆症則除了飲食及藥物治療外，應避免因骨質疏鬆而產生骨折等併發症。因此為預防將來骨折的發生，影響病人的日常行動功能，必須從減緩骨質的流失，並強化骨骼及促進身體的平衡性及協調性著手。

　　適當的運動，在醫學上已有充分證據顯示可促進骨質的生成，減緩骨質的流失，而具有預防骨質疏鬆症的效

用。然而運動促進骨密度的成因至今未明，推論是因內原性的壓電效應刺激骨母細胞而促進骨質生成，另一可能是運動時血中的抑鈣素會上升，進而抑制骨質吸收所致。而運動除了可以積極促進骨密度外，也會促進個人的肌肉神經系統的功能、平衡感及協調性；因此研究顯示積極從事運動者的骨密度遠大於不運動者，且發生跌倒或因跌倒導致骨折的機率皆明顯降低。因此對骨質疏鬆的預防及治療，運動療法已與均衡飲食及藥物療法，同樣重要，缺一不可。運動治療對骨質疏鬆症的預防及治療，隨著個人年齡的不同及骨密度的差異，有不同的要點。於青春期時應注意均衡飲食以攝取足夠的鈣質及維他命D外，更應加上適度的運動，以積極促進骨密度，蓄積骨本。而對於已經有骨質疏鬆的病人，則應強調柔軟運動、平衡運動及姿態訓練。如此不僅可維持正常的姿態並避免跌倒，以預防因骨質疏鬆導致骨骼變形及骨折。

　　根據世界衛生組織骨質疏鬆的分類標準，若骨密度的測量值在平均值以下1個標準差以內則視為正常骨密度；若是在平均值以下1～2.5個標準差之間，即為骨量減少；若在-2.5個標準差以下則診斷為骨質疏鬆。在臨床上復健科醫師會根據每個人的骨密度檢查值，提供不同的運動處

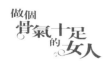

方。

骨密度正常者的運動原則

對骨密度正常或骨密度值低於平均值1個標準差以內的健康成年人,只需均衡飲食以攝取足夠的鈣質及維他命D,不需服用任何藥物。並且應積極從事運動,其運動要點如下所述:

一、運動模式:以負重(weight-bearing)式有氧運動為主,盡可能以大群肌肉參與的活動為佳。最好是低阻力、高重複性的運動如跑步、快走、登山、有氧舞蹈等。這些載重式運動可促進骨質的生成;尤其是運動中承受力量的部位,骨質的生成尤為明顯,以網球運動為例,握拍的手及脊椎骨質常會明顯增加。再者室外運動可讓人充分接受陽光,幫助維他命D及骨質的新陳代謝,有利骨密度的增加。值得注意的是,現代人怕曬太陽,不是喜歡待在健身房裡運動,就是懶得動,如此缺乏日照也容易導致骨質疏鬆。

二、運動頻率:每週3～5次。至少不要低於每週2次之運動。

三、運動時間:視每個人狀況不一。一般以20～30分

鐘最適合。

四、運動強度：我們可以心跳次數來預估我們的運動強度。首先先預估個人的最大心率，即以220減去年齡。一般而言，運動強度最好能達到最大心率的60～90％，或是達到個人最大耗氧量或心率區間的60～85％。最大耗氧量需經由運動測試求得，而所謂心率區間則是指患者的預估最大心率減去休息時的心率。

舉例說明，一位28歲女性，休息時心率為每分鐘60次。希望運動強度達到60～85％心率區間。經運算得知其最大心率為192，心率區間為132（192－60）。所以這位女性運動時的目標心率為（132×60％+60=）139和（132×85％+60=）172之間。意即在此範圍的運動才是有效的運動。

五、運動前後需有適合的柔軟運動以減少運動傷害，一般而言應有5～15分鐘。

上述運動不僅對骨密度有積極促進的作用，同時對心肺功能的促進也有明顯的幫助。在這個時期，同時也應開始從事腹肌與背肌的強化運動，以維持正確的體態。特別要注意過度的劇烈運動卻可能經由腦下垂體、下視丘及性腺的作用而使骨質減少。

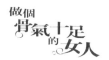

骨質減少者的運動原則

　　對骨密度值介於平均值以下1～2.5個標準差的成年人，雖未達骨質疏鬆，但因病人的骨量已明顯減少，骨折的發生率為一般人的2～3倍，所以對過度負重的活動應予以限制。搬重物時，物品重量不宜超過10公斤；搬運姿勢要注意，正確的方式應先蹲下，雙手抱物後，腰背挺直地起身，切勿彎腰搬物或將力量集中在腰背上，以免造成脊椎壓迫性骨折。步行是很適合的運動，若無脊椎的壓性骨折，則可從事和緩的重量訓練。此時應強化身體的柔軟度，進行深呼吸運動、胸肌擴張運動及背部背屈運動，可從事促進身體柔軟度及平衡感的運動如太極拳等。打太極拳是一項可以訓練平衡感的運動，因為它在推拿移步間，重心會隨之轉移，對於平衡感的訓練非常有助益。

骨質疏鬆者的運動原則

　　對於骨密度值低於平均值2.5個標準差的骨質疏鬆病人，因此時骨折的危險性是一般人的4～5倍，所以運動的要點在於促進身體的平衡性與柔軟度，以避免跌倒的發生並降低因跌倒後發生骨折的機率。所以應避免劇烈或上下跳躍型的運動；而平衡訓練則是為增加骨鬆患者的平衡感

及反應力，避免跌倒導致手部、髖骨或脊椎等骨折意外。若已產生胸椎或腰椎骨折的病人，則要強化腹部、腰背的肌力，一方面可控制疼痛，另一方面可保護腰背，避免受傷。若病人因胸、腰椎壓迫性骨折而導致脊椎後屈，則此時應強調姿態訓練（postural training）以降低脊椎後屈的程度及降低肋骨與腸骨的磨擦。建議每日從事關節運動、肌力訓練、深呼吸運動，胸肌擴張運動及背部背屈運動，而應避免脊椎前曲的運動。在有氧運動方面，步行是很適合的運動，建議強度為每日30分鐘，或每次可走45分鐘，每週3次為原則。另可加上水中運動如游泳等，以促進平衡感及預防運動時跌倒。搬重物時，物品重量則不宜超過5公斤；對臥床的骨質疏鬆病人仍可以漸進式的阻力運動（resistance exercise）來增進骨量。對行動已有不便且步態不穩的病人則建議接受復健治療如步行訓練及平衡訓練等。同時可選擇合適的柺杖或助行器，以預防跌倒的發生。此外居家環境的安全非常重要，一些比較容易跌倒或滑倒的地方，如浴室、廚房等，最好是加裝防滑措施或是手把，同時應有充分的照明，以輔助行動。

對已發生胸椎或腰椎壓迫性骨折的病人，應在醫師的處方下穿戴合適的束腹或背架。一方面可預防骨折的發

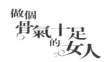

生，再者可降低背肌的收縮而達到止痛與維持正確體態的
作用。

運動固筋骨

　　由於骨質疏鬆發生時，無聲無息，沒有任何的症狀，
往往許多中老年人因骨折送醫後，才發現自己原來已經罹
患骨質疏鬆症了，因此，除了年輕時注意鈣質與維他命 D
的攝食及持續足夠的運動，以積極儲存骨本。建議骨質疏
鬆的高危險群，如50歲停經後的女性，或是經常喝咖啡、
抽菸、長期服用類固醇或抗癲癇等藥物者，應提早做骨密
度檢測，根據骨密度值採取合適的運動，如此，不僅能維
持健康，更能減少骨質疏鬆所引起的併發症。

【 作者簡介 】

學歷：高雄醫學院醫學系畢業

經歷：台大醫院復健部住院醫師/總醫師

現職：林口長庚醫院復健科主治醫師

專長：骨質疏鬆復健、關節炎復健、骨骼肌肉超音波

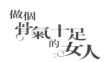
增強骨密度健身操

文／劉美珠

　　本身已有骨質疏鬆現象的人，對於運動方式的選擇需特別慎重；如動作緩和、強調身體協調性並配合呼吸節奏的健身操，即可顧及已顯脆弱的骨骼情況，促進骨骼的再生及防止骨質的流失，以達到預防骨質疏鬆症的效果。

　　骨質密度正常的健康成年人，只需要保持均衡飲食、攝取足夠的鈣質及維他命D，平日積極、規律地運動，即可達到維持及強化骨量的效果。可依個人的興趣、及喜好選擇運動（若受時間與空間的限制，跳繩運動是最好的選擇）。但是對已有骨質疏鬆現象的人來說，運動方式的選擇顯得特別重要。

　　本文所設計的健身活動，主要是針對骨質密度已明顯減少，骨折的發生率高達一般人的2～3倍以上的病患所設計的一系列活動。設計方向是以開發身體的覺察能力、強化身體的柔軟度及平衡感、增進肌力和關節的活動機會，以及透過深呼吸提升胸肌的擴張運動及軀幹屈伸運動為主。除了對於骨質疏鬆症的患者，提供緩和而有效的身體

活動外，對一般成年人的身體覺察能力的開發另有其特殊
的效果。運動健身的方式有很多種類，如慢跑、游泳、騎
自行車、有氧舞蹈、重量訓練或各類的球類運動，但是必
須養成運動的習慣，進行規律的運動才能真正地達到健身
的效果。為了培養運動習慣，藉由身體的探索，開發身體
覺察能力，真正地了解自己身體內在那股「想動」的動機
是非常重要的。本單元針對骨質疏鬆患者所設計的動作探
索和活動練習，不但可透過開發身體覺察能力，養成「想
動」的運動習慣，進而改善骨質疏鬆的情形，對於一般正
常的成年人，也可達到相同的效果。

　　本文設計了三種類型的活動練習：（一）身體覺察的
開發、（二）伸展性及肌力訓練、（三）協調及承受重量
的有氧運動。

身體覺察的開發

　　開發身體的覺察能力，即是學習如何和身體對話。身
體是有智慧的（Body Wisdom; Body Knowing），當我們能
夠進入身體、了解身體，就能夠對它的感受有更深刻的體
會，也才可了解它的需要和內在的節奏，這也是我們可以
學習體會由內在引發身體「想動」的動機的來源。以下介

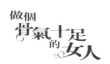

紹三個簡單的練習活動，它們沒有特定的姿勢或動作，你可以在起床前、睡前或任何時間，依自己當下的身體感受，自由地探索。現在，就讓我們來進行一場與身體的親密對話之旅。

（1）呼吸探索

人無時無刻不呼吸，人們常將它視為當然，既不知它的重要性，也不知如何運用它。呼吸是人類生命存在的基礎，是達到靜心的橋樑，是平衡思想能量、調整情緒的良方，也是進行自我溝通和認定自我的最佳途徑。呼吸的體會與探索有很多方式，各式的身心技巧（somatic approach）不同的方法進行。這裡將介紹一個體會呼吸與身體姿勢位置關係的練習，除了學習關照呼吸外，也同時開發身體對地心引力的覺察。

事實上，人體動作無時無刻不深受地心引力的影響，在不同的姿勢位置上，因身體和地心引力的關係不同，身體的使用也會有所不同，透過將注意力放在呼吸的動作，感受在不同位置上，身體使用之緊、鬆的張力改變，藉此體會呼吸運動的律動節奏與身體各部間的關係，並了解一吸一吐中，身體緊張與放鬆的差異，進而提升身體覺察

的能力。

準備位置：

請選擇軟硬適中的薄墊子，以放鬆的仰臥姿勢躺在墊子上。

實施步驟：

1. 先將注意力放在身體與墊子接觸的感覺。

2. 開始覺察自己的呼吸，感受一吸一吐間身體胸腔、腹腔的運動；以及在呼吸的過程中，身體與薄墊接觸的壓力改變。

3. 慢慢地改變身體不同的姿勢位置，同樣地感受一吸一吐之間身體各部位張力的改變，以及身體和薄墊接觸的感覺。

4. 再逐漸換到另一個不同的姿勢上（可改變至不同的水平位置），一樣繼續地探索與體會呼吸的運動和身體姿勢位置之間的改變有何種關係。

注意事項：

1. 盡可能讓你的呼吸均勻、細長、和緩而平穩，並刻

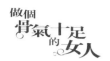

意地讓你的吐氣比吸氣更延長。

2. 可以由仰臥、俯臥、坐姿、站立，再逐漸依序回到仰臥的位置；盡可能選擇搭配任何手、腳的姿勢位置，並在每一個位置上停留1～2分鐘，以便體會身體的重量和地心的關係，及呼吸動作所給予的影響。

3. 每一次的吸氣，都用心體會身體擴張的感覺；每一次的吐氣，則用心感受身體鬆弛的感覺。

4. 可選擇播放輕柔的音樂，讓自己在活動的過程中，能夠更放鬆而敏銳地感覺身體。

（2）自我觸摸

「觸摸」（Touch）是一個和身體溝通及打開身體覺察的重要方法。透過自己的雙手，以尊重和疼愛的態度觸摸自己身體的各部位，開發每一寸肌膚的敏銳度是本活動的重點。

準備位置：

很放鬆地躺在薄墊上，雙手打開攤放在身體兩旁，自然地進行深呼吸，可以小聲地播放溫柔而放鬆的音樂。

實施步驟：

1. 讓身體很放鬆地沉到薄墊上，慢慢地將注意力放在兩手的手指，並開始讓每根手指彼此輕柔地接觸著。

2. 先以雙手彼此相互搓揉、相互觸摸。

3. 開始輕輕地用雙手觸摸自己的頭部，感覺頭髮的粗細、捲度和質感……，再慢慢地觸摸到自己的臉部，感覺五官的輪廓、形狀和結構。再依序觸摸頸部、肩部、手臂、胸部、腹部、髖關節、大腿、膝蓋、小腿、腳踝、到每根腳指頭。以疼惜自己的態度，很小心、溫柔的方式，慢慢地觸摸自己身體的每一個部位。

4. 最後再將全身攤放在薄墊上，雙手回到身體兩旁，配合自然的深呼吸，腦海中呈現出明確而清晰的身體輪廓。

注意事項：

1. 動作是緩慢、輕柔的，盡量讓每一寸肌膚都能被觸摸到。

2. 請用心去感受每一寸肌膚被觸摸的感覺？並用心地體察身體每一個部位的形狀、結構、柔軟和堅硬、粗糙和細膩……。

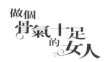

（3）身體彩繪

人的想像力是豐富而有潛力的，透過想像可以活絡身體的感覺，也可以解放身體的束縛。此活動經由對身體彩繪的想像與動作的操作，自然地打開身體的每一個關節，讓身體更柔軟、敏銳而自由。

準備位置：

輕鬆地躺臥在薄墊上，且播放慵懶而放鬆的音樂。

實施步驟：

想像薄墊上充滿了顏料，選定一個你最喜歡的顏色，然後開始慢慢地在薄墊上滾動你的身體，請盡可能地將身體轉動到不同的面向，讓你身體的每一寸肌膚都能夠和薄墊接觸，假想好像要讓你身體的每個部位彩繪上你最喜歡的色彩，並讓顏色很均勻地染印在你的身體上。體會一下身體接觸薄墊的感覺，讓身體的每一寸肌膚都很均勻地塗上漂亮的顏色。

注意事項：

過程中不要忘了呼吸，緩慢、均勻是為要點，而動作

之慢、鬆、柔、及圓滑的規律是必須遵守的原則！

伸展性及肌力訓練

　　肌肉是附著在骨骼上，藉由肌腱及肌膜和骨骼相連。當肌肉收縮時，會牽引骨骼產生某種張力或形成動作，這樣的刺激會促進骨骼的再生或防止骨質的流失。因此，肌力訓練可以幫助強化肌肉，強壯筋骨，並增加身體的控制和穩定身體的能力，以減少發生跌倒及摔跤而產生骨折的機會。伸展性動作也是很重要的健身活動，不僅可以舒展筋骨，增加身體各關節的活動角度，提高身體動作的柔軟性，對於肌腱及肌膜也有相當大的延展和刺激，在鬆活筋骨，避免跌倒受傷上也很有幫助。

　　基本上，肌力訓練對大多數的人來說是安全的，但仍必須注意：

　　1.進行時，必須保持良好的身體姿勢及正確的位置。

　　2.以漸進的負荷來進行。

　　3.體會身體用力的感覺，並放鬆不必用到的肌肉。

　　進行肌力訓練時，可以透過不同的道具來實施或增加負重，如啞鈴、沙袋、鬆緊帶。以下的練習是以個人本身的體重為負荷的重量，輔以鬆緊帶及椅子來進行，針對腹

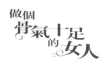

部肌群、背面肌群、上肢及下肢部位進行肌力和伸展性的
運動練習，實施的次數由少逐漸增加，可依個人不同狀
況，自行增減。

（1）腹部肌群練習

練習1：

準備位置：

請仰臥在墊子上，雙腳向空中伸直或微屈向上抬起，
尾椎的三角_骨依然保持在薄墊上，雙手放於身體兩旁。

實施步驟：

1. 先輕輕地將頭抬離地
板，眼睛注視肚臍處，
雙手輕輕離地，像拍水
一樣上下拍動的動作。

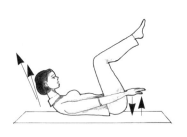

2. 配合著鼻吸口吐的呼
吸方式，以二吐二吸的節奏進行「吸吸吐吐、吸吸吐
吐……」，雙手則配合著這個節奏，每次的吸或吐，
均向下拍動一次，雙腳的位置可以在垂直向上或是斜

向45度角的位置。

3. 雙手上下拍動100次。

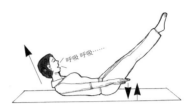

注意事項：

1. 請保持背脊的自然弧
度，穩定地放置在薄墊上，動作過程中請勿晃動骨盆。

2. 頭抬離地時，勿緊縮脖子，而是體會從後背頸部打
開，頭頂向上延長的感覺。

3. 少運動且體能狀況不佳者，可分開每次20下，做5
組。再逐漸改為每次30下，做3～4組；再以每次40下，做
2～3組；再每次50下，做2組……；最後能一次做100下。

練習2：

準備位置：

仰臥在墊子上，雙腳與肩同寬並彎曲踩地，雙手放在
身體兩旁。

實施步驟：

1. 吐氣時，將左手臂沿著薄墊經過頭頂畫一個大半

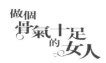

圓，左肩離地，左手觸摸到右大腿外側；吸氣時，依原路線回到準備位置。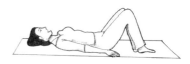

2. 再吐氣時，則換右手臂沿著薄墊經過頭頂畫一個大半圓，最後右肩離地，右手去觸摸到左大腿外側；吸氣時，依原路線回到準備位置。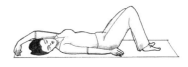

3. 如此左右交替是為1次，做20次。

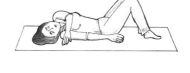

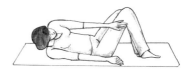

注意事項：

1. 以手指為動作出發點，當手經過頭部上方畫大半圓時，沿著並接觸薄墊，盡量讓手臂有向外延伸的感覺。

2. 當手觸摸到對側的大腿外側時，對側肩膀固定，動作手的肩膀可盡量抬起，同時骨盆下盤應保持平穩不要移動。

3. 頭自然地順著手臂的動作在薄墊上向右（左手臂）

或向左（右手臂）轉動。

練習3：

準備位置：

仰臥在地板上，雙手和雙腳打開成一個大字形。

實施步驟：

吐氣時，雙手雙腳向內
縮成一個屈抱如球的形
狀；吸氣時，打開回到
「大」字形；再一次，
吐氣屈抱成一個球，讓
頭和腳整個靠近縮成一
個小球，吸氣的時候打
開回到「大」字形。共
進行15～20次。

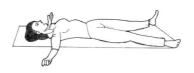

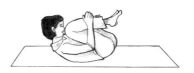

注意事項：

配合呼吸，吐盡氣時，全身屈抱，閉氣停5～8秒，再

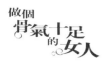
打開,吸氣。

練習4:

準備位置:

仰臥,雙腳屈膝踩地,雙手自然放於髖骨上,讓脊椎
放鬆地成自然的弧度平躺在地板上。

實施步驟:

1. 雙腳尖慢慢地勾起,
離開墊子屈起到胸口
前。

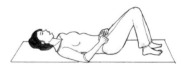

2. 接著以右腳跟觸碰薄
墊,然後換左腳跟碰觸
薄墊,如此兩腳跟交替
碰觸薄墊,配合著以鼻
吸口吐的方式,二吸二
吐的節奏(即吸吸吐
吐、吸吸吐吐、吸吸吐
吐……)進行。可以用
默數拍子的方式實施,

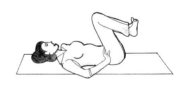

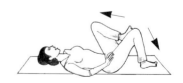

也就是數一個8拍即完

成2組的二吸二吐，每

拍都以腳跟碰觸薄墊。

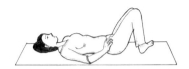

3. 接著以雙腳跟一起上

下碰觸薄墊，而二次的連續吐氣「吐吐」是雙腳跟離開薄

墊，二次的連續吸氣「吸吸」是雙腳跟碰觸薄墊。

注意事項：

1. 骨盆必須穩定，不要前後晃動，下背與墊子要保持

一定的關係。

2. 過程中，呼吸的配合很重要，可將拍子默數在心

中，並隨時留意臉部、肩膀及胸口要保持輕鬆。

3. 雙手可以幫助平衡與穩定骨盆，切勿使用蠻力。逐

漸地，可以不用雙手幫忙，甚至可將手心朝上輕輕抬離薄

墊，或雙手交叉於胸前，完全靠身體中心軀幹的肌力控制

平衡。

4. 單腳動作和雙腳動作可以各做4個8拍交替進行（即

一組動作為8個8拍來完成）。進行2～3組（可依個人情況

作調整）。

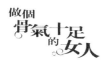

（2）背面肌群練習

練習1：

準備位置：

俯臥在薄墊上，雙腳伸直，雙手屈放在頭的兩旁，頭側放。

實施步驟：

1. 預備時，下巴著地，
兩腳跟併攏。

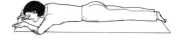

2. 慢慢地吸氣，雙手上
撐如瑜伽的眼鏡蛇式，
眼睛往上看，下巴也朝
向天花板延伸，肚臍盡
量留在地板上，吸氣到
最滿後，感覺腹部有脹

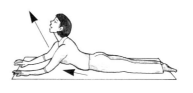

大感，稍微閉氣停約5～8秒，再慢慢吐氣、放鬆，趴
回薄墊上，頭則側放到另外一側（不同於前一次的方
向）。

注意事項：

1. 雙手撐起時，手肘要稍微離開薄墊，確實地體會到手掌和每根手指支撐著身體，以及和胸腔的關係。

2. 感覺從肚臍到下巴有一條延長線，向天花板延伸。千萬不要為了向上抬起而折壓腰部和背部。

練習2：

準備位置：

俯臥在薄墊上，左手靠著身體而右手上舉至耳朵旁，可在前額處放一條毛巾。

實施步驟：

1. 吸氣時，將右手向上抬起，對角線的左腿也同時上抬，吸滿氣後閉氣，停在空中5～8秒。

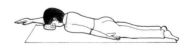

2. 吐氣時手、腳慢慢放下、放鬆。然後重複步驟1，換邊進行。

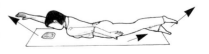

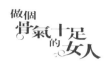

3. 左右交替算一次，做10～15次。

注意事項：

1. 盡量讓抬起的手和腳感覺像是有兩條以肚臍為中心向外延長的線，向外斜上方延伸出去。

2. 切勿以折腰的方式硬抬起你的手與腳。

練習3：

此為背面肌群的伸展性活動，對於常苦於肩頸酸痛、腰酸背痛或下背痛者，是相當好的伸展動作。

準備位置：

雙腳屈膝，雙肘彎曲俯臥在地板如青蛙狀，前額放在地板上。

實施步驟：

1. 慢慢將重心從尾椎推
送到頭頂上而逐漸拱起
背來，再慢慢讓尾椎坐
回腳跟上，來回前後推

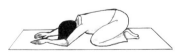

送脊椎數次。

2. 接著可按照自己的感
覺伸展背部，任何角度
的推送均可，但盡量保
持上肘、膝蓋及頭頂接
觸在地板上，讓脊椎背
部能向不同方向推送伸
展。

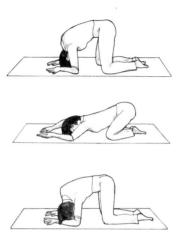

注意事項：

1. 動作緩慢，尤其推送到頭頂時，切勿太快或太猛，
以免傷到頸椎。

2. 在推送的過程中，若感到某一部位特別緊或有輕微
的酸痛感，可以停留在那個位置上進行深呼吸，利用深呼
吸來按摩該部位，再推送到不同的方向和位置。

練習4：

本練習強調腹背肌群及四肢的活動，以靠近軀幹的近
端關節的動作進行活絡關節的開展角度，並同時刺激肌肉
的伸展活動。

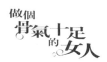

準備位置：

以雙腳膝蓋和雙手掌等四肢俯撐在薄墊上。

實施步驟：

讓身體的背部自由地向不同的方向伸展、蠕動，可以將意念放在脊椎、髖關節及肩關節，依自己當下的感覺，用不同的方式來伸展和鬆活兩個肩關節和兩個髖關節，同時活動脊椎和腹、背部的肌肉，可以配合溫柔緩慢的音樂蠕動身體！

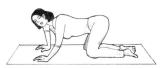
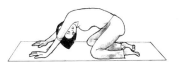
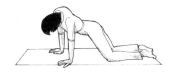
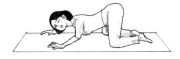

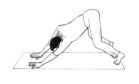
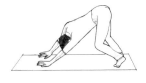
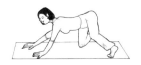
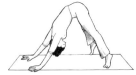

注意事項：

1. 將注意力放在肩關節和髖關節的活動及軀幹的蠕動，並留意四肢和薄墊接觸的壓力和重量。

2. 可以逐漸地加大動作的範圍，讓雙膝離地，而以雙腳及雙手為固定點進行。也可以移動空間位置（如爬行），但注意力仍放在四肢關節的活動和軀幹的蠕動，並可留意移動時四肢末梢與薄墊接觸壓力的改變。

3. 過程中，注意是否有憋氣的現象，不要忘了呼吸喔！

（3）上肢肌群訓練與伸展活動

練習1：

準備位置：

以四肢撐跪在薄墊上，雙膝與地面接觸呈傾斜狀，雙手則與肩同寬，頭頂順著脊椎向外延伸。

實施步驟：

1. 先吸一口氣。

2. 吐氣，彎曲雙肘讓上身下降，以雙臂支撐上

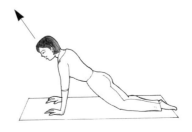

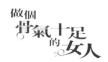

身，勿讓軀幹接觸薄
墊。

3. 然後吸氣，雙手臂將
上身推撐起來，回到原
來位置。

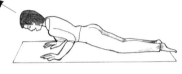

4. 反覆上下進行如伏地挺身的動作。

注意事項：

1. 屈肘向下時，兩手肘請盡量靠貼著身體；撐起向上時，感覺背部打開來，兩肩胛骨彼此遠離。

2. 向下時，軀幹保持原有的姿勢，勿將臀部留在空中翹得高高地。

練習2：

此系列的練習採用鬆緊帶進行，以大寬幅的鬆緊帶，長約100公分（依個人的體裁及所需的強度而定），縫製成一牢固的圓環帶，並在鬆緊環帶兩端約8～10公分處再各車兩道，縫製成有兩個環套的鬆緊環帶。

準備位置：

雙手各套在環套中，抓著鬆緊圓環，坐在椅子上或自然站立。

實施步驟：

1. 雙手於胸前左右向外將鬆緊帶慢慢撐開，再慢慢回到原姿勢。（10次）

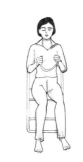

2. 雙手一上一下將鬆緊帶慢慢撐開，再慢慢回原姿勢，換手上下交替。（10次）

3. 雙手開始伸直於胸口前方，右手保持伸直，而左手屈肘慢慢向後拉，再慢慢回到原姿勢，換手前後交替。（10次）

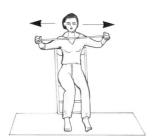

4. 雙手於肩上，讓鬆緊帶在頸後肩背處，左右向外將鬆緊帶慢慢撐開，再慢慢回到原姿勢。（10次）

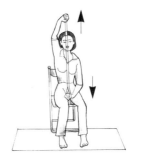

5. 可自由地組合各種不同的
方向（包括上下、左右、前
後、及斜對角），讓雙手慢
慢向外撐拉，再慢慢回到原
開始姿勢。

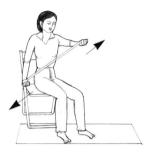

6. 延續步驟4，可以配合音
樂，套成一個動作組合進行
一場自由舞蹈，這個組合的
結構是：慢慢拉緊（雙手向
任何方向的伸展）－慢慢放
掉－轉動（任何一個關節部
位的輕柔轉動），慢慢拉緊
－慢慢放掉－轉動，慢慢拉
緊－慢慢放掉－轉動……。
配合自然的呼吸，動作可以
在不同的空間操作（躺臥、
坐、跪、站等不同的水平位
置），也可以移動在不同的
位置和軌跡上。

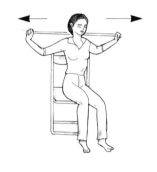

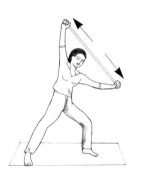

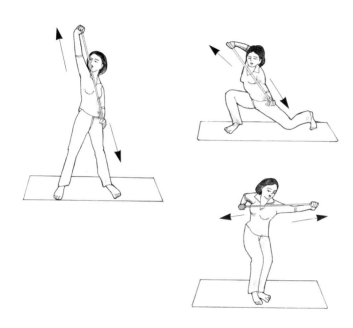

注意事項：

1. 呼吸的配合可以嘗試兩種方式：

a. 用力拉鬆緊環帶時，吐氣；放鬆時，吸氣。

b. 用力拉鬆緊環帶時，吸氣；放鬆時，吐氣。

這兩者呼吸的方式會產生完全不同的張力，均可練習並體會其間的差異及不同的身體使用方式。

2. 若想增加強度，可以同時套2條或3條鬆緊環帶（或減短長度）實施；也可以增加動作的次數和時間。

3. 自由組合時，可變化更多的空間方向進行，若選擇

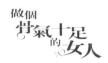

3. 動作進行中，請面帶微笑，可讓心情舒暢起來！

練習2：

此系列的練習和上肢肌群訓練與伸展活動的練習2相仿，採用有環套的鬆緊環帶進行。

準備位置：

將雙腳腳踝各套進鬆緊環帶的末端環套中，坐在椅子上或自然站立。

實施步驟：

1. 坐在椅子上，雙腳伸直左右向外慢慢將鬆緊環帶撐開，再慢慢回到原姿勢。亦可雙腳彎曲將環套的位置移到膝蓋下方來進行。（10～15次）

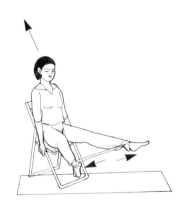

2. 坐在椅子上，雙腳伸直於地上，一腳上舉慢慢將鬆緊環帶前後撐開，再慢

慢回到原姿勢，換腳上舉。（10〜15次）

3. 自然站立，雙手插腰，一腳屈膝盡量上抬，慢慢將鬆緊環帶撐開，再慢慢回到原姿勢，換腳上下交替。（10〜15次）

4. 可站立在椅子旁，手扶著椅背當扶把，一腳站立，另一腳可以向前、旁、後等不同方向慢慢向外拉開，再慢慢回到併腳位置，換腳亦同。

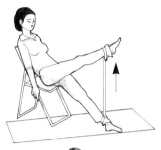

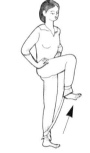

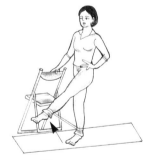

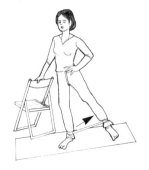

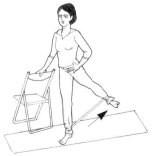

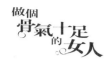

注意事項：

1. 呼吸的配合同前，可以嘗試兩種方式：

a.用力拉鬆緊環帶時，吐氣；放鬆時，吸氣。

b.用力拉鬆緊環帶時，吸氣；放鬆時，吐氣。

2. 若想增加強度，可以同時加套鬆緊環帶（或減短長度）實施；也可以增加動作的次數和時間。

練習3：足之舞

準備位置：

坐在椅子上或自然站立，配合輕柔悠揚的音樂。（如水晶音樂）

實施步驟：

1. 以腳趾為先，感覺每一個趾關節，輕輕地動每一節，並逐漸讓他們自由地活動起來。

2. 將注意力逐一轉移到腳踝關節、膝關節、髖關節、骨盆……等處，輕輕地依自己的方式活動每一個關節，盡量勇於嘗試不同的方式活動，再探索看看，還有哪些方式可以運動它們？

注意事項：

這是足之舞，勇敢地試一下吧！你的雙腳和雙腿能做出那些變化的動作？試著去體會每一個關節活動的感覺，用心體會每個關節內在的空間，別忘了，就好像上了潤滑劑般地揉動喔！

協調及承重的有氧運動

要達到有效的有氧運動，活動練習時要能夠提高心跳的頻率，並持續至少30分鐘以上，呼吸變快且感覺身體有微熱出汗為宜。下列為實施前的注意事項：

1. 實施前，先詢問醫師以了解個人的身體狀況。

2. 運動時，以漸進的步調進行。

3. 隨時注意體會身體的感覺，有任何不適，請逐漸停下，並以深呼吸來調整。

4. 活動中，可隨時小口地補充水分。

本單元的活動，完全可以依照個人當下的身體情況，決定運動量的大小。當動作幅度大，運動量就大；動作幅度小，運動量就減低，請學習傾聽自己身體的感覺，隨時做適當的調整。以下的活動，除了(1)和(2)為特定的動作外，其他的練習皆為自由探索與即興的動作，沒有對錯，

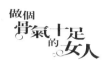

也沒有好不好看的顧慮，請學習尊重自己的身體，傾聽它由內而發的節奏律動，讓身體自然地表達出來，自由發揮吧！

（1）跺步（Stamping）

此練習為身體協調的動態平衡訓練，是相當不錯的暖身活動。

準備位置：

雙腳微曲、站立，肩膀放鬆。

實施步驟：

將重心輕輕地送到前腳掌，然後輕輕地以雙腳跟跺地，最好選擇在一個木質的地板或是薄墊上，跺地時膝蓋應保持微曲的位置，可以配合拍手來打節奏，也可以配合音樂來跺地板。

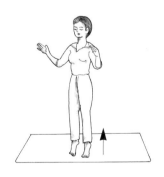

注意事項：

下巴放鬆微開，感受腳跟
跺地所傳導的振動，從腳跟、
脛骨、大腿骨、骨盆、脊椎到頭
部，透過振動可以按摩和刺激
整個骨架子，活動時間的長短
可依個人情況而定。

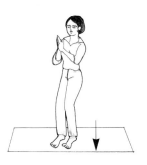

（2）原地踏步（Marching）

準備位置：

雙腳微曲、站立，肩膀放鬆。

實施步驟：

在原地，如踏正步般地將
雙手臂前後擺起至與肩同高的
位置，雙腳交替地抬高約成90
度，配合以鼻吸口吐、二吸二
吐的節奏進行。按照自己呼吸
的速率，吸吸吐吐……，每一

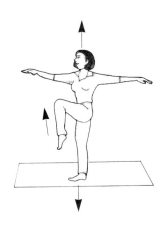

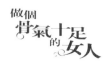

吸和每一吐,都配合踏正步的
速度,不要急。每二吸二吐為
一次,約做50次。

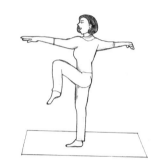

注意事項:

1. 雙手擺動時,肩膀勿上
提。

2. 踏正步時,應穩定骨盆,勿因抬高腿,造成骨盆前
後太大的擺動。

3. 可錄製適合踏步且節奏明顯的中速音樂約30分鐘,
一邊放著音樂,一邊踏步,當聽完音樂,你已活動30分鐘
了。

(3)擺動之舞(Swing Dance)

準備位置:

選擇你喜歡的中速輕快音樂(三拍子的音樂為佳)。

實施步驟:

隨著音樂擺動身體,你可以先從頭頸輕輕地、慢慢地

擺動，到肩膀、手臂、胸口、臀部、大腿、小腿，任何方向，可以向前、向後、向左、向右，可以移動在不同的空間和方向，做任何擺動的動作。

注意事項：

配合自然的呼吸，沒有標準動作，輕鬆自在地隨著音樂擺動。盡量放開自己，做各種不同的嘗試，試看看還有哪些部位可以用不同的方式擺動。

（4）抖動之舞（Shaking Dance）

準備位置：

輕鬆自在地站立，選擇快速而細碎的非洲打擊音樂以增加身體的感覺和動量。

實施步驟：

1. 隨著細碎的快速節奏，開始抖動右手的手指和手腕，抖動至手肘和肩膀……，再換左手進行。

2. 接著抖動右腳的腳趾和腳踝，再換抖動左腳的腳趾和腳踝。

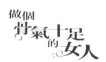

3. 接著雙腳一起抖動，從膝蓋…髖關節…骨盆…腰椎…胸椎…肩膀…逐一轉移…。

4. 最後自由地讓全身的關節，都能隨著音樂輕快地抖動起來。

注意事項：

1. 抖動的過程中，注意力放在抖動的關節上，體會其內在的關節液如水般快速晃動的感覺（剛開始體會不到時，可先透過想像進行）。

2. 抖動的動作可大、可小、可強、可弱，請用心體會其間的差異。有時輕微的抖動，會有更敏銳的感受！

3. 若沒有音樂，可以依照自己身體的內在律動進行。

4. 不要忘了配合呼吸喔！

（5）五種節奏的靈性舞蹈（Roth's 5 Rhythm－Endless Wave）

這是由蘿絲（Gabrielle Roth）所發展的身心整合技巧，她的理念就是將信賴交給身體，無須用思考來分析和判斷，以身體動作開始，以身體動作結束的練習。它是一個可以將傷痛轉換成治療、疼痛轉換成同情、恐懼轉換成

創造力的方法。這個轉換過程的基礎即是透過蘿絲所提出的五種不同律動（Gabrielle Roth' 5 Rhythms（tm）） 將肉體和心靈重新整合。這五種律動不是理論，而是實際的操作體驗；當進入這五種律動中，人們已透過動作展開了一趟親密的自我探索之旅。

這個練習根據人體自然的動量，始於身體豐富的律動現象，牽動情緒的波瀾，再經由情緒的波動轉移對心靈的體會。當身體動量與心理能量邂逅在一起，即產生了轉換的力量，這股力量可以揭露出人的激情、精力及存在的動力。

每一種特有的動作質感，都可以選擇適合的音樂搭配，這可是一場身心對話的有氧運動喔！

準備位置：

請自行選取五種不同律動節奏屬性的音樂，各約4～5分鐘，將它們依序錄製在一起。這五種節奏分別依序是：流暢的（Flow）、切斷的（Stacato）、混亂的（Chaos）、興奮的（Lyrical）及寧靜的（Quiet）。

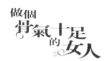

實施步驟：

1. 流暢的動作：是讓身體連綿不斷的、接續的、柔軟的，任何擺動、任何飄動、如風吹般地移動、如吊繩索的木偶。

2. 切斷的動作：任何控制的、停住的、突然的、切斷的動作，如打擊、出拳或任何像機器人般的動作。

3. 混亂的動作：如乩童般地自由抖動或是連續不斷地控制的顫動。

4. 興奮的動作：任何高亢的、躍動性的、輕跑跳性的移動動作。

5. 寧靜的動作：如太極拳般的、很安靜的、宇宙性的、空曠的、飄緲的動作。

注意事項：

1. 在特有的節奏屬性下，依上述的動作質感的任何動作都可以發生。你可以嘗試用不同的身體部位或不同的方式進行。

2. 動作幅度的大小會影響運動量，可依個人當下的身體狀況而定。

3. 沒有對錯與好壞的動作呈現，重要的是自己當下的

感受為何？是否能放開自己，隨著音樂的節奏自由地舞動。

　　除了上述的練習外，散步、快走、爬樓梯、太極拳、氣功、瑜伽等活動都是相當適合骨質疏鬆患者的運動方式。在本章所提供的練習活動，是依據強調身心合一、重視內在身體經驗的身心學（Somatics）理念為背景所發展的。這些練習可以做為開發身體覺察能力、了解自我內在律動、引發沉睡已久的身體能量及投入各種動作學習的基礎。在活動過程中，能隨時傾聽身體、隨時關照呼吸即是一個很重要的步驟。如果想先打開自己內在那股想動的原始能量，就必須傾聽它，這才是讓自己能夠持久運動的基礎。先要知道自己身體想動的那份能量在哪裡，才能夠將它引發出來，讓自己很快樂地在運動的世界裡保持身體的功能，減緩骨量的流失，並能在身體的舞動中尋找自我。

【作者簡介】

學歷：美國俄亥俄州立大學身心學博士（Somatics）、美國俄亥俄州立大學舞蹈教育碩士、國立台灣師範大學體育研究所碩士、身心平衡技巧（Body-Mind Centering）合格之動作治療師

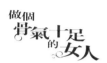

經歷：國立台灣師範大學體育學系助教、講師、副教授，

台北市立中正國中體育教師

現職：國立台東師範學院體育學系副教授

專長：學科／身心學、動作藝術教育

術科／舞蹈、武術、瑜伽

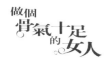

安全的居家環境

文／李會珍

　　骨質疏鬆症患者容易因跌倒而導致骨折，所以在居家環境的佈置上必須加倍用心；舉凡燈光的充足與否、地板的凹凸情況、通道的寬窄、樓梯是否易於攀爬…等潛在因素，都可能使人發生跌倒的意外，因此，擁有安全的居家環境，實是預防骨折發生的重要課題。

由於年歲增長伴隨的正常生理老化現象，使得運動感覺遲鈍、協調功能降低、反射應變能力變差等，因此已往可以處之泰然的情境，如今卻變得危機重重，稍一不慎，意外就可能發生；一旦跌倒就很可能因骨質疏鬆而導致骨折，通常復元的時間較一般年輕人長，甚至而造成殘疾。在此年齡層中，又以兼處下列情況者易發生跌倒的意外：

　　1.罹患造成步態不穩的有關疾病：如巴金森氏症、中風、糖尿病引起的神經病變、失智症、骨性關節炎等。

　　2.改變視覺的疾病：老花眼、白內障等。

　　3.造成暈眩的疾病或產生昏厥的情況，如內耳平衡的問題。

4.服用藥物引起的副作用或交互作用：

    a. 利尿劑加上降血壓藥等心血管藥物可能引起姿位性低血壓。

    b. 抗痙攣藥、安眠藥、抗憂鬱劑、抗焦慮劑、抗精神病用藥，造成心智警覺的改變，或易跌倒。

    c. 服用血糖藥者，可能因血糖值未控制妥當，而發生因血糖降低引起的意識狀態改變。

    d. 服用L-dopa會有姿位性低血壓、目眩、頭重感、不隨意運動的副作用。

安全居家注意要點

在臨床上確實常看見老年人因跌倒而致骨折住院，其中又以女性併有骨質疏鬆者較多，較常發生的骨折部位有股骨頭、腰椎及腕關節，常發生的地方以家中的浴室居多。何以被視為最安全的家卻成了最危險的地方？此乃因「家」幾乎是所有人認為自己最熟悉的處所，「每天進進出出、住了幾十年了、我閉著眼睛都可以走/做」，但卻忘了自己不復當年的反應靈敏、身強體壯，原本舒適安逸的家也許隱藏著許多已往不被視為危險的情境，因此如何讓自己或家人在邁入老年或更年期時也能過得怡然自在，居

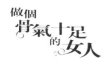

門與通道

　　1.門的周圍不宜太窄，建議應留80公分的空間，以方便進出（或方便輪椅進出）。

　　2.門的把手最好改裝D型槓桿（向下壓較省力），不要用圓形把手（以旋轉方式較費力），以方便老人家開關門。

樓梯

　　由於正常老化致肺部擴張力減低、充氣不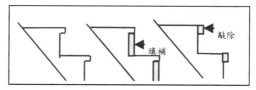
足，使得老年人難以適應長的樓梯及走道，易產生呼吸短促及疲勞；再加上肌肉張力及強度減弱，行走時腳抬的高度降低，上樓梯也就較一般人來得辛苦。對膝關節不好者來說，樓梯也絕對不是一個好的考量，因此住家最好選擇有電梯而非只有樓梯者，一旦換屋為不可能時，就應針對樓梯做一些改善。

　　1.階梯邊緣塗上顏色鮮豔的油漆或貼上增加摩擦力的貼條；對於邊緣有突出的應如下圖，一為敲除，另一為填補，以避免上下樓梯因鉤到突出處而摔倒。

2.樓梯處應裝小燈，在上下處都應有開關，最好是採用感應式光源，可避免在黑暗中尋找開關。

3.樓梯應有扶手，且扶手末端應超出樓梯30公分，使到達平面時仍有一小段可扶持，同時也可藉扶手的曲度知道已到達平地。

4.有些樓梯為設計上美觀的考量，可能並無隔板，對老人家是另一危險，一旦踩空或重心不穩時，就可能因缺少隔板的防護而跌落，因此最好能加上隔板。

5.分段爬樓梯，走走休息，或是集中完成需走樓梯以完成的事件。

浴室

浴室是一個濕滑危險的地方，卻是每日必去之處，盡可能保持乾爽及視覺空間明亮是重要的。

1.可在浴缸、水槽、馬桶旁邊裝設扶手。

2.排水功能要好，一有水即應迅速排除；同時在浴缸及地面加裝防滑墊；浴缸邊緣的高度也要便利老人家跨入池內；放置一個小椅子，讓老人家可以坐著沐浴；磁磚應選擇摩擦性高的，浴室的拖鞋也應注意選擇；一些貼心的改善，是可以讓浴室變得較安全些。

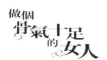

椅子

　　1.最好是選擇重而穩，不要有輪子、宜有椅背及扶手。

　　2.高度：坐時以膝蓋關節呈90度，雙腳自然下垂著地為佳。

　　3.深度：以膝至背後的長度為宜。

　　4.椅墊：可選擇楔型墊、綠豆殼等椅墊，使坐下後，重心向後，不易滑出。

床

　　1.床邊要有可抓住施力的地方，必要時使用床欄；除了可防止跌落，對於有姿位性低血壓的個案，亦可預防因瞬間轉變姿勢時，產生暈眩的潛在性危險。

　　2.高度：最好與座椅同高度，太低時，對骨四頭肌無力或關節病變的人較為吃力或困難；太高則上下都困難；加上與座椅同高度時，要由床轉椅子時，是較為省力的。

　　3.床邊及床腳都要避免突出或尖銳，尤其是四個腳要避免經過時絆到而跌倒或受傷。

桌子與家具

1.家具底座要重而穩，懸掛於牆上的物品也要確認是被牢牢地固定著。用於固定的螺絲是否已生鏽、黏貼物是否已鬆滑等都要注意，並即時處理，以免物品突然或觸碰拉扯時掉落。

2.宜選用四腳直立型桌子，以免因施壓於某一邊而造成重心不穩的傾倒。

3.桌緣或家具邊緣宜選擇圓弧型、避免使用玻璃，此皆可避免因不慎撞到尖銳處或因玻璃破碎而受傷。

4.櫃子高度宜有個別性的設計，太低則必須蹲下站起、太高可能需墊高、爬高，一旦有姿位性低血壓或暈眩都有可能導致跌倒。而櫃子本身也應確認其穩定性，以免因碰拉而致傾倒。

其他注意要點

由於老年人服用藥物有一些潛在危險，如自行服藥、未遵從醫囑服藥、健忘等情形，故如何確保服藥的正確性，降低不當服藥行為引起的危險，應協助或提醒老人家注意下列原則：

1.將藥物保存在原始有正確標籤的盒內或藥袋，並確

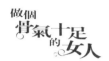

知目前服用藥物的作用及可能的副作用。

2.將過期藥物丟棄至沖水馬桶中，確實丟棄，以防他人誤服。

3.不要將藥與人分享，每一個人都應有自己的服藥處方，除非經由醫師診斷，否則不可自任密醫。

4.小心閱讀標籤並按指示服用，必要時可以服藥輔助工具來幫助老人正確吃藥，如以藥盒或藥包分裝並按服用時間標示妥當。

讓家中長者參與居家規劃

另外由於老年人常常都是非常節儉或戀舊，因此在考慮重新規劃居家環境時，應讓老年人一同參與規劃，盡量採DIY的方式，也由於捨不得丟棄舊有或不常用的雜物（也許一年使用不到一次，但仍覺得還是有可能會再度使用），除勸說其放棄外，亦可將儲物重新規劃，善用收納空間，使環境盡量簡單、行動無障礙。安全的居家環境是家中成員共同的責任，擁有健康也可降低家庭及社會的醫療成本負擔。

【作者簡介】

學歷：台北醫學院護理系

經歷：台北醫學大學附設醫院護理師暨助理護理長、北市
護理師護士公會居家護理師暨組長、大台北居家護
理所負責人

現職：獎卿大台北居家護理所主任、中華民國長期照護專
業協會理事

專長：長期照護、居家護理

4

【輯四】
問與答

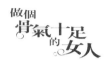

骨質疏鬆症教室

文／林育弘

001◎何謂「骨質疏鬆症」？

「骨質疏鬆」被稱為21世紀「無聲無息的流行病」，它的可怕在於無法經由症狀、X光檢測來早期診斷。骨質疏鬆的英文名字是Osteoporosis，意思就是布滿了孔隙的骨骼。孔隙多的骨骼和正常骨骼相比較，外型是一樣的，但質量卻減少了，其中原因是，骨骼在身體內不斷地進行新陳代謝，當要製造新的骨組織時，會先把舊的骨組織破壞掉，然後，再在此部位形成新的骨組織，如此這般地進行骨組織改造。此時，如果被破壞的骨量超過新形成的組織，骨骼就會變得空空洞洞、脆弱而容易骨折，骨質疏鬆症因此而產生。

002◎骨質疏鬆症的影響？

骨質疏鬆症所造成的影響相當嚴重，有50%的婦女因骨質疏鬆症而骨折，全球每年會導致150萬例骨折。這些骨折發生在各種不同部位：

骨質疏鬆症導致的骨折中有47%為椎體骨折；20%是

臀部骨折；13%是腕關節骨折；20%在其他部位的骨折。

　　台灣骨質疏鬆症的發生率直逼北美白人。大致說來，女性在70歲時年發生率約4‰，到了80歲，年發生率就變成2%，也就是說80～85歲的女性，約有1/10的婦女會發生髖部骨折；男性在70歲時年發生率約2.5‰，到了80歲，年發生率就變成1.2%。

　　雖然平均住院費用為10萬元台幣，平均住日為13.5天，但病人發生髖部骨折以後，對病家及社會的負擔很大，約有20%的病人會在12個月內死亡，而少有其他疾病（如乳癌、子宮頸癌等）有如此高的死亡率。此外，近一半病人在手術後，無法良好行動，需要旁人扶持。出院後，病家及社會的支出，大約是100萬元台幣，反應了骨質疏鬆症的結果是很可怕的，除了病人需忍受苦痛的折磨之外，社會及醫療體系的負擔也很重。

003◎我為什麼要預防骨質疏鬆？反正我不會那麼倒楣，而且我還年輕，還早嘛！

早期預防可以不必彎腰駝背過晚年。

　　骨質疏鬆症的產生，在早期並無明顯的症狀，常常是無聲無息的，直到骨折方知罹患此症。患者通常會有下列

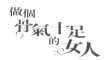

的症狀——

1.疼痛：全身骨痛、無力，最常見於腰部、骨盆、背部區域，痛楚漸成持續性，並逐漸加劇。

2.骨折：並非所有患者都有疼痛現象，往往產生了骨折才知曉，患者可能輕碰一下或摔跤就骨折，50、60歲常見椎骨骨折及前臂橈骨骨折，70、80歲常見肱骨近側端、脛骨、骨盤骨及髖骨骨折，由於髖骨骨折高達50%的死亡風險，不得掉以輕心。

3.駝背：脊椎骨折後，長期受壓迫，身高明顯變矮。

4.脊椎側彎、關節變形。

一旦症狀產生，造成體型改變，加上疼痛、行動不便、骨折手術的醫療支付等，對個人、家庭及社會更是極大的負擔。目前醫學界還未有安全而有效的方法，幫助已疏鬆的骨骼恢復原狀，因此，預防保健很重要，不可輕忽「護骨」的工作，別仗著年輕認為時間還早，也不可認為自己已經年邁而來不及預防了，保住骨本永遠不嫌遲。

004◎罹患骨質疏鬆症有何症狀？

骨質疏鬆症既然號稱是無聲無息的疾病，表示它並不會在早期引起任何症狀，病患的骨質緩緩流失，但是當病患發

現時，卻大勢已去，因為當發現骨質疏鬆症時，通常都是
在發生骨折後，所以「骨質疏鬆症」症狀大都與發生骨折
有關，這些症狀包括：

＊疼痛。

＊腰酸背痛：早期可能侷限某部位，後來可能遍佈全身。

＊行動能力受限，甚至無法行動，尤其是發生急性脊椎骨
　折或是髖部骨折時，更是如此。

＊駝背，在長期的脊椎骨折壓迫後，有些脊椎會被壓扁而
　致形成駝背現象，且身高會明顯變矮，嚴重時會矮上10
　公分之多。

＊脊椎或關節變形。

005◎那些人較易發生骨質疏鬆症？

＊女性

＊薄弱以及／或者骨架小的人

＊年紀長者（>65歲）

＊骨質疏鬆症家族史

＊停經，包括提早或手術引起的停經

＊不正常的月經週期（月經失調）

＊低鈣飲食

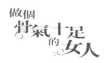

1.從事激烈運動的女性運動員，因其女性荷爾蒙較常人為少，而失去對於骨質的保存作用。

2.偏食或低卡攝食者，因為攝取鈣質不足而成為高危險群。

3.氣喘病患等需長期使用類固醇者，因為類固醇可能干擾到骨質的生成。

特別是目前流行的茶飲料、加味水及果汁大舉搶攻市場後，相信可樂、汽水仍是青少年的最愛，所以牛乳的消費逐年減少。

女性骨質密度高峰期的建立是在青少女時期，在此期間內約完成了40%的骨質。所以，預防方法只有年輕時多攝取鈣質，每天需要至少1200～1500毫克的鈣，大約是5～8杯牛奶。吃鈣片是另一種方法，也比較不會攝入多餘熱量。運動是另一種保存骨質的方法，但必須是負重運動，如舉重之類。

008◎如何雕塑你的骨本？

在20歲以前，每一個人可以藉由鈣質的攝取和運動來奠定「骨本」的基礎，所以鈣質的攝取和運動在這一段時期均不可偏廢。其中有兩個關鍵期：1.嬰兒期（＜2歲），此時

藉由鈣質攝取，使骨本達到50％。2.青春期（女性11～15歲，男性14～18歲），由於荷爾蒙等因素，使得骨本再次增加，也在這段時間，男性的骨本較大幅增加，最終遠比女性骨本為高。

所以加強青春期（3～5年）骨本的累積，足可以預防停經後30年骨本的流失。累積足夠的骨本，方為預防骨質疏鬆的不二法門。而年過30歲，骨本就不再增加，且年過40歲（不論男女），骨本即逐漸流失（每年2～3％），直到年老。

預防骨質疏鬆症應該從何時開始？答案是出生的第一天就應開始。一旦發生骨質疏鬆症，流失的鈣質不容易再補回，骨質密度也很不容易再恢復。

009◎如何得知骨骼幾歲了？

透過骨礦物質密度測定（BMD, Bone Mineral Density），可以知道骨骼的年齡。

因為骨礦物質的減少量需達30％以上時才能透過X光照得知，因此利用X光檢查骨質的減少，效果並不好。雖然X光缺乏判定骨頭質量、密度的敏感度，但現在已有同樣是利用X光線，已可精確來測量骨頭質量的方法，稱為

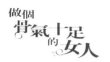

化性關節炎病患較少發生骨質疏鬆症的原因包括運動量（勞動量）足夠，身體肥胖，骨骼受應力較大等。所以，腰酸背痛須先排除「姿勢不良」、「退化性關節炎」等因素，才可推就與「骨質疏鬆」相關。

013◎如何經由適當的日常飲食以避免骨質疏鬆症？

專家建議國人每日鈣的攝取量，青少年約1200毫克、成年婦女約1000毫克、停經後婦女約1500毫克，以確保體內足夠的鈣。飲食中，需注意下列事項：

1.保持均衡的營養。

2.多喝牛奶及食用乳製品。

3.避免食用過多的肉類及加工食品，因其中過高的蛋白質與磷質，會阻礙體內鈣的吸收。

4.採低鹽低脂飲食，過高的鹽分和脂肪會影響體內鈣的吸收。

5.多食用含鈣量高的食物，如豆類、豆類加工製品、雞蛋、芹菜、油菜、魚貝類、海藻、髮菜等食物。

6.在熬煮排骨或大骨湯時，可適當加一點醋，幫助鈣質溶入湯中，以利吸收。

7.平時喝酒、抽菸,會妨礙鈣的吸收。

8.若欲食用鈣片,宜在餐前服用,可刺激胃酸分泌,促進鈣的吸收。

9.含草酸的食物如菠菜,會與鈣結合成草酸鈣,而減少鈣的吸收,因此應避免與含鈣豐富的食物一起食用。

10.在生長期、懷孕期、授乳期,應更注意攝取充足的鈣質。

11.對某些影響鈣吸收和代謝的藥物,需慎用。

014◎運動真的能預防骨質疏鬆症嗎?

可以。運動可以增加肌肉張力、強度,以及肌肉耐力。可使跌倒的機會減少,也可增強反應力,並增加骨密度,以防骨折的發生或減輕嚴重性。但是,運動量應該以個人的身體狀況來決定,而不應該以年紀或性別來決定;甚至於每個人在不同時間內都會有不同的運動合適量,絕非一成不變的。

例行運動包括步行、跑步、球類運動、站立、坐下、躺臥運動等負重性運動。每週運動三次,每次30～45分鐘,其骨質流失速率會明顯減少,因此良好的運動習慣有助於保健骨骼。

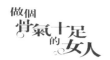

015◎我需要服用維他命D嗎？

雖然日本醫界強調維他命D有利於骨質保健，卻未獲得歐美國家的認同，因此其功效仍有許多爭議處。缺乏維他命D的病患可能同時患有肝病或是腎病，也可能是營養缺乏，或是運動缺乏，停經後骨質疏鬆症或是老年性骨質疏鬆症的病患都可能發生，此時適量地的補充維他命D可望改善骨質。

維他命D是一種脂溶性維生素，大量服用可能會造成過量現象。市面上的維他命D有兩種，一種是普通的維他命D，另一種則是活性型維他命D，配合補充鈣質有利於骨質疏鬆症的防範，特別是年紀大於65歲以上的長者，及長期足不出戶的患者需要特別補充。

016◎女性荷爾蒙補充療法可預防及治療骨質疏鬆嗎？

停經婦女若採用女性荷爾蒙補充療法，其因骨折引起的死亡率可減少1/4；這些數據反映了女性荷爾蒙對於預防骨質骨質疏鬆症的作用。

女性荷爾蒙補充治療，不只對骨折可做預防，也對心臟血管疾病有預防的作用，也會改善年老陰道乾燥症、熱

潮紅、夜汗、頻尿、尿失禁等症狀。

　　但使用女性荷爾蒙需注意。單獨使用雌激素會增加子宮內膜癌的發生率；若與黃體素合併使用可以減少子宮內膜癌發生。但是與黃體素一起使用時，又減少了預防心臟血管疾病的功能。

　　另外有關長期使用（5年以上）女性荷爾蒙會增加乳癌發生機會報告，造成在使用時機上仍有爭議。需要持續注意後續的研究報告。

017◎我今年45歲，骨質密度檢查為T-Score=-0.5標準差，到底骨質流失嚴重不嚴重？應如何保養？

一般作骨質密度檢查，根據世界衛生組織（1994）的定義，只看T-Score的值，不看Z-Score的值。T-Score大於「-1標準差」為「正常骨質」，T-Score介於「-1標準差及-2.5標準差」為「骨質減少」；T-Score大於「-2.5標準差」為「骨質疏鬆」。骨質檢查為T-Score=-0.5，是屬於正常骨質，所以只要一般保養即可：

一、增加鈣質攝取

　　1.多喝牛奶：除一般牛奶外，亦可選擇脫脂牛奶、低

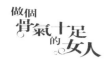

如何預防呢？

骨質密度目前只以g/cm2表示，伯母骨質密度為0.624g/cm2，不論它是脊椎骨或髖骨部的骨質密度，以國內66歲女性來說，即已屬於骨質疏鬆症的診斷了。國內女性在停經前骨質密度約為1.05 g/cm2，停經後每年約減少0.01 g/cm2，如果此時的骨質密度較年輕女性低2.5個標準差以上，即可診斷為骨質疏鬆症。一般由檢查骨質密度儀的「T-Score」值來判斷。如果T-Score在一個標準差以內，可算正常，低於一個標準差但未超過2.5個標準差者稱為「骨質缺乏」，而超過2.5個標準差者則可診斷為「骨質疏鬆症」了。

由於伯母已屬於骨質疏鬆患者，因此除了攝取足夠的鈣質、運動及日照外，仍需考慮其他藥物的治療（如女性荷爾蒙、選擇性荷爾蒙、福善美），並預防跌倒，方能預防骨折的發生。至於家族史有罹患骨質疏鬆症的女性，的確罹患骨質疏鬆的機率較常人為高，所以應加強鈣質的攝取及足夠的運動，並於適當年齡（40歲或停經時等）測量骨質密度

020◎為何老人容易因骨質疏鬆而發生骨折？應

如何預防？

隨著年齡增加所出現的生理性老化現象中，人體骨骼內骨
量減少會造成骨質疏鬆症，因此只要輕微的外傷就可能導
致年老者發生骨折，常見的有：手腕附近橈骨骨折、椎體
壓迫性骨折、骨股頸骨折、股骨轉子間骨折、肱骨上端骨
折等。

　　年老者預防骨折的最佳良方為減少骨質疏鬆的情形，
及避免意外事故發生。意外事故方面，老年人行動遲緩，
應變能力、肢體活動協調較差，若本身患有中風、心臟、
腎臟毛病，又缺乏家人照顧起居，較易因發生意外而摔
跤，因此居家生活中，浴室、洗手間地面應保持乾燥、使
用底面粗糙的鞋子、門檻不能太高、隨時有人照料，為避
免發生意外的要件。

021◎男人也有骨質疏鬆症的問題嗎？

當然有！而且可不比女人的問題來得小。由於男性在傳統
上比較不會與醫師們談論他們身體上私密的問題，以至於
發生骨質疏鬆症方面的問題時，都已經是比較嚴重的階
段。骨質疏鬆症在男性族群肆虐的情況可能遠比人們的了
解來得嚴重，在患有骨質疏鬆症的2500萬美國人中，有

【編輯後記】
女人四十當自強

葉 雅 馨

健康重要可以說是老生常談，但對健康實踐的覺醒卻往往是在人不健康、大病一場之後，或隨年紀增長體力漸衰才能真正體悟，似乎為著健康該做點什麼運動、吃點什麼營養的，甚至找本保健類的書讀一讀。

我第一次聽到骨質疏鬆症這個疾病，是進入社會工作多年，鄰家一位好客爽朗的嬸嬸，突然好一陣子不見，從母親口中得知，她恐怕得好長一段時間躺在病榻上了，原因是骨質疏鬆，造成脊椎骨壓迫性骨折，無法行動。當時從病名意會，是骨頭「疏」「鬆」了，但是堅硬的骨頭，為什麼會疏鬆呢？

直到出版本書，在收集資料與拜讀作者的文章之後，才得以窺探骨質疏鬆症的全貌，也才了解骨質疏鬆症對年長者的健康影響甚鉅，尤其是女性。

女性因為有停經的自然生理歷程，體內的荷爾蒙會隨著停經急劇減少，促使鈣質快速流失，此時期若加上保養

不當，很容易會造成骨骼稀鬆脆弱，尤其若不慎摔跤跌倒，非常容易骨折，造成行動不便，影響日常生活作息，而且這當中最令人擔憂的是，因骨質疏鬆症而發生骨折後，死亡率相當高。

但是，更令人擔憂的卻是，骨質疏鬆症的發生是緩慢地、漸進地、默默地，無徵狀無痛苦，除非骨折，否則不容易被警覺與發現，也因此，即使骨質疏鬆症引發的後果嚴重，仍然常遭受忽視。

從醫師的口中，我們除了了解骨質疏鬆症的嚴重性，更進一步了解骨質疏鬆症是可以完全被預防不發生的疾病，相形之下，這代表骨質疏鬆症在各類重大疾病之中，預防的經濟效益是最高的。本書除針對骨質疏鬆症患者介紹各項藥物療法，也特別加重預防保健的部分，主要重點在於飲食與運動兩大項。

均衡營養是大家耳熟能詳的飲食原則，針對骨質疏鬆症而言，均衡飲食之外，主要是加強補充鈣質營養素；至於運動，可以說是易懂卻是難以被執行的一項預防工作，主要原因，恐怕還是生活習慣的影響。近年來，雖然健身房運動受到年輕人青睞，但就整體而言，運動普及率仍不高，運動相較於大多數人而言，並不似飲食被認為是「經

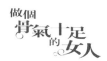

常性」而且是「必需的」，通常是在特定目的之下，例如健美、復健、減肥等等，才增強了運動的動力。

正因為如此，本書在〈強化骨骼健康操〉一文，特別邀請作者由「簡單易行」、「做得到」的原則，循序漸進地設計了一套完整的伸展性及肌力訓練操，這套健康操的精采之處，在於它可以從任何的一個動作開始，可以依讀者當下的心情做抉擇，可以按自己的喜好挑選音樂，不僅適合一般人、也適合有骨質疏鬆疑慮的讀者，而且沒有一般運動的枯燥，兼顧運動的功能性與體態的優美，除了是一項健康的再造工程，也是一場與身體的美麗對話。不妨試看看，人生或許因此而充滿活力。

本書共有11位作者，都是各領域的專家，工作忙碌，多數是犧牲春節假期，孜矻成文；有些則是出國空檔，揮汗執筆；或是累於搬家、修整新居之際，咬緊牙關，挑燈夜戰。願意如此不計辛勞、戮力以赴，在作者及我們的心中，都期待本書提供讀者骨質疏鬆症必要的相關知識，進而能著手預防工作或是早期治療，擁有一個健康、快樂的人生。

文章的最後，想問的是，不知道讀者您的年齡是好幾？如果是40歲，那麼妳已經正式進入骨質疏鬆的積極預

220

防階段；如果妳比40歲年輕，夠聰明的話，妳就會知道，保養對身體的重要。當然，如果妳的年齡高於40歲，也別緊張，注意健康，正是妳的當務之急，現在不開始，又等待何時？（本文作者為大家健康雜誌總編輯）

國家圖書館出版品預行編目資料

做個骨氣十足的女人：骨質疏鬆全防治／黃惠玲
主編. --初版. -- 臺北市：董氏基金會, 2002
〔民 91〕
面；　　公分

ISBN 957-41-0199-1（平裝）

1. 骨骼 - 疾病

416.252　　　　　　　　　　　　　　91005939

做個骨氣十足的女人

發行人◎嚴　道

策　劃◎葉金川

總編輯◎葉雅馨

主　編◎黃惠玲

編　輯◎蔡婷婷、楊育浩、蔡大山

校　對◎蔡大山、黃惠玲

出版發行◎財團法人董氏基金會

地址：105 台北市復興北路 57 號 12 樓之 3

電話：02-27766133 傳真：02-27522455

網址：www.jtf.org.tw

郵撥帳號：07777755 帳戶：財團法人董氏基金會

法律顧問◎志揚國際法律事務所吳志揚主持律師

美術編輯◎莊士展

總經銷／吳氏圖書股份有限公司
電話／02-32340036
傳真／02-32340037

定價●新台幣 220 元
（缺頁、破損或裝訂錯誤，請寄回更換）
初版● 2002 年 4 月
版權所有●翻印必究

悅讀心靈系列

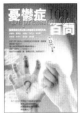

《憂鬱症百問》

定價／180元

作者／董氏基金會心理健康促進諮詢委員

胡維恆．黃國彥．林顯宗．游文治．林家興

張本聖．林亮吟．吳佑佑．詹佳真

憂鬱症與愛滋、癌症並列為廿一世紀三大疾病，許多人卻對它懷有恐懼、甚至感覺陌生，心中有很多疑問，不知道怎麼找答案。「憂鬱症百問」中蒐集了一百題憂鬱症的相關問題，由董氏基金會心理健康促進諮詢委員審核回答。書中提供的豐富資訊，將幫助每個對憂鬱情緒或憂鬱症有困擾的人，徹底解開心結，坦然看待憂鬱症！

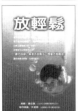

《放輕鬆》

定價／230元 策劃／詹佳真　協同策劃／林家興

忙碌緊張的生活型態下，現代人往往都忘了放輕鬆的真正感覺，也不知道在重重壓力下，怎麼讓自己達到放鬆的境界。「放輕鬆」有聲書提供文字及有音樂背景引導之CD，介紹腹式呼吸、漸進式放鬆及想像式放鬆等放鬆方法，每個人每天只要花一點點時間練習，就可能坦然處理壓力反應、體會真正的放鬆！

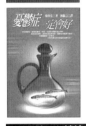

《憂鬱症一定會好》

定價／220元 作者／稅所弘 譯者／林顯宗

憂鬱症是未來社會很普遍的心理疾病，但國人對此疾病的認知有限，因此常常錯過或誤解治療的效果。其實只要接受適當治療，憂鬱症可以完全治癒。本書作者根據身心合一的理論，提出四大克服憂鬱症的方式。透過本書的介紹、說明，「憂鬱症會不會好」將不再是疑問！

ㄏㄨㄚˋ心情繪本系列

《姊姊畢業了》

定價／250元 文／陳質采　圖／黃嘉慈

「姊姊畢業了」是首本以台灣兒童生活事件為主軸發展描寫的繪本，描述姊姊畢業，一向跟著上學的弟弟悵然若失、面臨分離與失落的心情故事，期盼本書能讓孩子從閱讀中體會所謂焦慮與失落的情緒，也藉以陪伴孩子渡過低潮。

保健生活系列

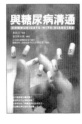

《與糖尿病溝通》

定價／160元 策劃／葉金川 董氏基金會／編著

為關懷糖尿病患者及家屬，董氏基金會集結《大家健康》雜誌相關糖尿病的報導，並加入醫藥科技的最新發展，以及實用的糖尿病問題諮詢解答，透過專業醫師、營養師等專家精彩的文章解析，提供大眾預防糖尿病及患者與糖尿病相處的智慧；適合想要認識糖尿病、了解糖尿病，以及本身是糖尿病患者，或是親友閱讀！

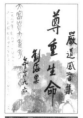

《尊重生命—嚴道感言集1》
定價／200元
作者／嚴道

嚴道，現任董氏基金會董事長，以多年投身公益工作的經驗，與大家分享心得，鼓勵大家投入社會服務工作。

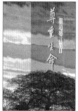

《尊重生命—嚴道感言集2》
定價／200元
作者／嚴道

嚴道，社會推崇為『現代林則徐』，由理性與感性面出發，與大家分享投身公益的心得記錄與經驗。

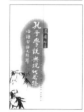

《孔子學說與現代思想—論語白話文精釋》
定價／200元
作者／嚴慶祥

在世紀的交界，經典中可貴的教誨閃爍著耀眼的智慧。任何人都可以在論語中找到自己的形象與盼望，用以化解現實的困境與壓力。

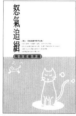

《「怒氣追緝」完全攻略手冊》
作者／董氏基金會編

這是一本集合許多人共同的怒氣經驗，分為兒童青少年及成人組，以短文與漫畫呈現，是本能博你一笑、與你共勉的怒氣追緝寶典。

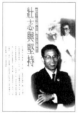

《壯志與堅持—許子秋與台灣公共衛生》
定價／200元
作者／林靜靜

許子秋，曾任衛生署長，有人說，他是醫藥衛生界中唯一有資格在死後覆蓋國旗的人。本書詳述他如何為台灣公共衛生界拓荒。

做個
骨氣十足的女人
骨質疏鬆全防治

最快樂的人並非享有最好的一切東西，

但他們會充分享受自己已有的東西。

做個骨氣十足的女人
骨質疏鬆全防治 【讀者服務回函】

謝謝您購買這本書。只要您填妥本卡各項問題，寄回董氏基金會（免貼郵票），我們將提供您免費試閱一期《大家健康》雜誌。

購書地點：□ ＿＿＿＿＿ 市／縣 ＿＿＿＿＿ 書店
□郵購 □其他 ＿＿＿＿＿

您的年齡：
□ 20歲以下 □ 21歲～30歲 □ 31歲～40歲
□ 41歲～50歲 □ 51歲以上

您的性別：
□男 □女

教育程度：
□ 高中以下（含高中） □大學／專科
□碩士以上

您的職業：
□ 銷售頁 □ 資訊業 □ 家管 □ 藝文業
□ 學生 □ 軍公教 □ 自由業 □ 服務業
□ 服務業 □ 廣告創意 □ 傳播媒體 □ 其他

職位別：＿＿＿＿＿
□ 負責人 □ 高階主管 □ 中級主管
□ 一般職員 □ 專業人員 □ SOHO族

1. 您覺得本書的內容對您來說
　　□ 非常有幫助 □ 有幫助 □ 沒感覺
　　□ 幫助不大 □ 一點幫助也沒有
2. 您覺得本書的編排方式？
　　□ 很好 □ 不錯 □ 普通 □ 不好 □ 極差
3. 您覺得本書的封面設計？
　　□ 很好 □ 不錯 □ 普通 □ 不好 □ 極差
4. 您從何處得知本書訊息？
　　□ 逛書店 □報紙雜誌介紹 □親友介紹
　　□網站訊息 □廣播電視節目
　　□其他
5. 您通常以何種方式購書？
　　□ 逛書店 □ 劃撥郵購 □ 網路訂購
　　□ 傳真訂購 □ 團體訂購 □ 信用卡
　　□ 其他
6. 您的寶貴建議或心得：
＿＿＿＿＿＿＿＿＿＿＿＿＿＿＿＿＿＿
＿＿＿＿＿＿＿＿＿＿＿＿＿＿＿＿＿＿
＿＿＿＿＿＿＿＿＿＿＿＿＿＿＿＿＿＿

請沿虛線撕下後直接傳真或對摺裝訂寄回，謝謝！

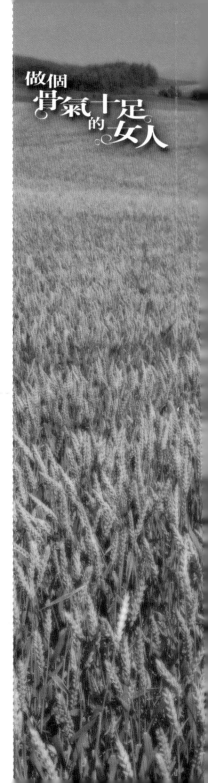

105
台北市復興北路57號12樓之3
財團法人董氏基金會　　收

（請沿虛線對摺裝訂，免貼郵票，直接投入郵筒）

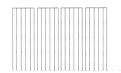

做個
骨氣十足
的
女人

骨質疏鬆全防治

您的資料

姓名：

地址：□□□

電話：